U0200756

你的牙齿还好吗

给全家人的牙齿保健书

[法]**凯瑟琳·罗西** 著
Dr Catherine Rossi

[法]**梅洛迪·登图尔克** 绘
Mélody Denturck

冯欣埕 译

科学技术文献出版社
SCIENTIFIC AND TECHNICAL DOCUMENTATION PRESS
·北京·

图书在版编目（CIP）数据

你的牙齿还好吗 /（法）凯瑟琳·罗西著；（法）梅洛迪·登图尔克绘；冯欣埕译 . —北京科学技术文献出版社，2021.11

ISBN 978-7-5189-8449-7

Ⅰ.①你… Ⅱ.①凯… ②梅… ③冯… Ⅲ.①牙科学—普及读物 Ⅳ.① R78-49

中国版本图书馆 CIP 数据核字 (2021) 第 201937 号

著作权合同登记号 图字：01-2021-5246

Vos dents vous parlent, ©Hachette-Livre (Hachette Pratique), 2020
Author of the text: Catherine Rossi
Illustrations: Mélody Denturck
Simplified Chinese edition arranged through Diva International, Paris

你的牙齿还好吗

责任编辑：帅莎莎　袁婴婴　　　　责任出版：张志平　　　　　　责任校对：文　浩
筹划出版：银杏树下　　　　　　　出版统筹：吴兴元　　　　　　　营销推广：ONEBOO
装帧制造：墨白空间

出　版　者	科学技术文献出版社	
地　　　址	北京市复兴路 15 号　邮编 100038	
编　务　部	（010）58882938，58882087（传真）	
发　行　部	（010）58882868，58882870（传真）	
邮　购　部	（010）58882873	
销　售　部	（010）64010019	
官 方 网 址	www.stdp.com.cn	
发　行　者	科学技术文献出版社发行　全国各地新华书店经销	
印　刷　者	天津图文方嘉印刷有限公司	
版　　　次	2021 年 11 月第 1 版　2021 年 11 月第 1 次印刷	
开　　　本	889×1194　1/32	
字　　　数	132 千	
印　　　张	6.25	
书　　　号	ISBN 978-7-5189-8449-7	
定　　　价	58.00 元	

前言

小时候，我想成为一名建筑师，后来我对建筑专业的前景感到有些心灰意冷，于是决定在大楼里踏踏实实做一名牙医和公务人员。

大多数牙医都在大学里只是学习如何治疗牙齿。但是我一入学，还没学会如何治疗牙齿，就想了解为什么牙齿会变成这个样子。因此，老师推荐了唯一适合我学习方向的学科——口腔预防医学，从此我对该专业产生了极大的兴趣。

我在 2001 年出版了一本名为《牙齿知多少》（暂译名，*Le Dicodent*）的著作，这是一本帮助人们探寻牙齿秘密的历险记。后来，鉴于我还有一些关于牙齿的想法要传达，女儿劳拉便鼓励我学习新的技术，于是我在 2014 年创建了一个牙科信息网站——naturebiodental.com。2016 年，我发现许多网友都在拼命寻找专攻预防方向的牙医，因此，我开设了在线培训课程，帮助牙医了解天然和生物相容性牙齿护理，为他们在大学里学到的知识做一个补充。患者希望用其他更自然的方式进行治疗，而这个方向恰好顺应了患者的需求。我一直致力于引导人们加强对牙齿的认识。无论是患者还是牙医，我都建议他们把眼界放宽，要透过牙齿、牙龈和口腔看到更长远的东西——我建议患者要更加清楚地认识到牙齿的珍贵性，也建议牙医用不同的方式看待和理解口腔疾病患者。

我从事这行已经三十多年了。刚入行的时候，患者来找我看诊，当我看到他们的患牙时，我的第一个想法不是："我要怎么治疗这颗牙齿？"而是："为什么这颗牙齿会变成这样！""为什么这颗牙齿会龋坏？""为什么这颗牙齿会断裂？""为什么这颗牙齿会感染？""为什么牙龈会出血……"通常，只有当人们了解了事情的原因，他们的本能和行动力才会被激发出来，如果只是一味地考虑"怎么做"，那就只是在被动地做出反应。而牙医所接受的培训往往会让我们习惯于被动地做出反应：如果患者有龋齿，我们就治疗龋齿；如果有断牙，我们就修复断牙；如果有缺牙，我们就更换缺牙。但是，如果我们能找出牙齿患病的原因，并将其告诉患者，那他们马上就能掌握保护口腔健康的诀窍。

当然，这并不会妨碍牙齿本身所需要进行的治疗、修复或是更换，恰恰相反，这会让患者对牙齿治疗有一个更全面的认知，从而有助于长期保持牙齿健康。只有这样，患者跟牙医才算真正建立了双赢的伙伴关系。传统口腔预防医学关注的领域出现了新的可能性，这提升了我的医治能力，也加深了我对疾病、牙齿和牙龈的理解。总之，我学会了从整体的角度来诊治患者。

在牙科诊所工作了多年之后，我逐渐意识到，如果我们能解读牙齿传达出的信号，那么牙齿就会是我们最好的盟友。但是，如果我们忽视它传出的信号，或者将它完全托付给一个牙医，但这个牙医没有意识到或不了解自己某些行为的医源性作用（这会引发新的症状，而新的病症与本应治疗的症状截然不同），那么它也会成为影响我们健康的头号敌人。

如今，我们发现越来越多的严重疾病与口腔疾病相关。2018 年以来，陆续发表的多项科学研究证明，牙齿、牙龈与健康三者紧密相关。很早以前，我就观察到，患者在移除了汞或镍的充填物并治好了牙龈疾病后，又或摘除了死髓牙上的囊肿后，他们的身体健康状况确实有所改善。但当时这些观察只能算是临床发现，不能作为"科学依据"，因此，牙科学院禁止我们谈论这个话题……现在有了科学的证明，是时候让大家知道这一点了，而且还要大声地广而告之——许多长期受病痛折磨的患者迫切地希望增加治愈的可能性。

总而言之，如果你想保持身体健康，那么首先就要保护牙齿健康。

正是出于对大众健康的考虑，我才有了写下这本书的想法。希望读者看了这本书后能好好保护牙齿，也祝愿大家拥有一口健康而强韧的牙齿！

目录

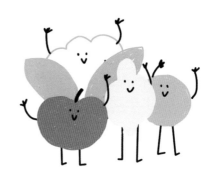

第一部分　牙齿的生命　1

牙齿有什么用　3

乳牙有什么用　6

牙齿萌出的幸福时刻　7

　　乳牙脱落的习俗与传说　12

从其口腔，知其为人　13

牙齿这个陌生人　17

牙菌斑　20

一桩早有隐患的毁牙案　22

牙周病　27

牙周病的病因　30

如何治疗牙周病　38

治疗活髓牙　42

治疗死髓牙　43

拔牙　46

如何替代缺失的牙齿　50

第二部分　你有不听话的牙齿吗　53

你有牙龈出血吗　54

你有死髓牙吗　60

　　患者的故事　63

有毒产品和有毒材料　66

　　安全去除牙科银汞合金　85

　　识别汞中毒的迹象　87

　　如何预防内分泌干扰物对我们造成影响　102

你的牙齿咬合平衡吗　104

你的口腔运作良好吗　107

第三部分　保护牙齿健康　121

什么是牙齿预防保健　123

出生前　124

第一次啼哭之后　126

　　那奶嘴呢　130

3 岁前的牙齿　134

3～6岁儿童的牙齿 141

6～12岁儿童的牙齿 144

　　让我们说说糖 147

青少年的牙齿 151

成年人的牙齿健康 157

　　教你8种从压力中拯救牙齿的方法 162

　　合适的刷牙工具 171

　　内行人的口腔清洁规程 176

老年人或残障人士的牙齿健康 179

　　让你拥有32颗健康牙齿的32个秘密 182

结语　健康无价 185

参考文献 190

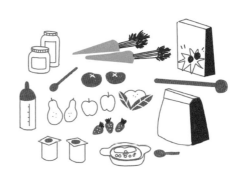

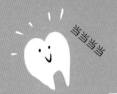

第一部分

牙齿的生命

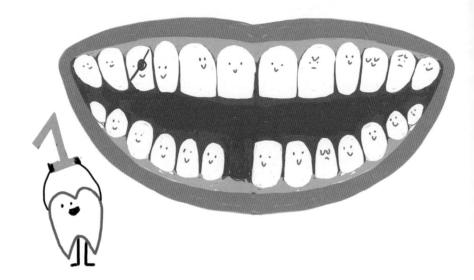

　　哭泣、流淌的鼻涕、红屁股、红脸颊……人们认为一切身体情况都始于宝宝出生的那个不眠之夜，其实不然！早在第一颗乳牙出现前，这一切就在慢慢酝酿了。牙齿的形成是一个非常复杂的矿化过程，当宝宝还在妈妈肚子里的时候，这个神奇的过程就已经开始了。就像牡蛎在一定条件下能产出珍珠一样，我们人类一生中能创造出 52 颗"珍珠"。宝宝咧开嘴笑，露出了刚冒头的"第一颗珍珠"，这是一件多么值得庆贺的事情啊！父母万分欢喜，迫不及待地跟他人分享这个消息，向他们展示着这颗"珍珠"。人类真的应该发明一个"第一颗牙萌出告示"来庆祝这件神圣的事情，并借此公开承诺，一辈子都会好好照顾自己的牙齿。

牙齿有什么用

● 牙齿可以用于咀嚼

约从宝宝出生后的第 5 个月开始，乳牙就会逐渐显露出来。在 2～3 岁这个发育阶段，宝宝的 20 颗乳牙就会全部长齐。乳牙的渐进式生长往往伴随着饮食的多样化，而宝宝也会在进食的过程中学会咀嚼。

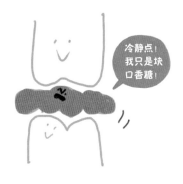

冷静点！我只是块口香糖！

因此，从生理层面讲，第一颗牙齿萌出是宝宝开始断奶的征兆。当宝宝的磨牙开始发育，为了使宝宝口腔功能正常发展，家长就不应该再采取母乳喂养等喂食方式了。宝宝吃奶时吮吸 / 吞咽的动作应逐渐演变为咀嚼 / 吞咽。这一步不仅对宝宝学会正确的咀嚼方法很重要，而且对其面部、口腔及牙弓的生理发育也至关重要。事实上，在吮吸母乳时，宝宝的舌头通常处于低位，同时该动作也能刺激下颌骨的生长；而之后掌握的咀嚼 / 吞咽的动作则会刺激上颌骨的生长。这一切都有利于保持颌骨平衡，有效预防牙齿错位，也就是说，可以减少日后正畸治疗和佩戴牙套的可能性。

• 牙齿可以帮助好好说话

有人说牙齿就像一个装舌头的盒子。整齐排列的牙齿会形成一堵墙、一道堡垒，让舌头好好待在自己的位置上，当然这并不会妨碍我伸出舌头！舌头、牙齿、嘴唇和脸颊精心编排了一支完美的舞蹈，让人们可以正常发出声音和音节，在说话时不会唾沫四溅或口齿不清。

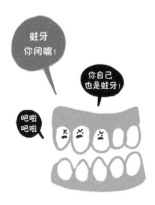

• 牙齿是个人形象的一部分

美丽微笑从牙齿开始！一个灿烂的微笑，一口整齐洁白的牙齿，还有什么比这更能成为具有个人魅力的简历或是充满吸引力的名片吗？美丽的笑容能让我们更加自信，也能使与他人的谈话

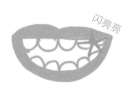

过程更加愉快。健康的牙齿往往与清新的口气紧密相关。试想你跟喜欢的人说话，却闻到对方的口臭而不得不后退一步，没有什么比这更令人难受的了。

• 牙齿是健康的晴雨表

我们可以通过牙齿和牙龈来判断身体的健康状况。出现龋齿可能意味着缺少矿物质、缺少维生素、酸中毒或是生活压力过大。出现牙龈疾病则可能意味着新陈代谢失调、肝脏超负荷或肠道菌群失衡。

但有时，口腔疾病也可能引起身体其他部位的异常。

• 牙齿可以引导身体保持整体平衡

牙齿的位置是否正确，上下牙的咬合是否正常，这些因素都会大大地影响从头到脚整个身体的平衡。乳牙不仅能引导颌骨生长，还能确保未来的牙齿长在正确的位置上。因此，我们一定要认真刷牙，保持乳牙健康。如果发现乳牙龋坏，一定要及时进行治疗。

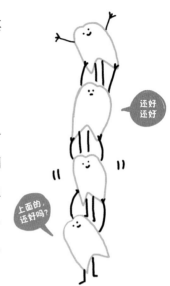

还好还好

上面的，还好吗？

• 牙齿是生命力的一部分

在咬合时，上牙与下牙的碰撞会产生冲击波，这一冲击波通过牙根尖传递到牙外，其产生的振动还将继续传递到我们全身。只要上下牙咬合的位置正确、力度适中，它就可以帮助我们保持良好的精力，同时还能提高认知能力和记忆力、增加活力以及改善健康。反之，如果上下牙咬合不齐，我们身体的其他部位就会出现疼痛，同时，人会感到疲劳，抵抗力也会下降。

如果儿科医生告诉你，你的孩子有"轻度脊柱侧弯"，那么建议你带孩子去检查一下颌骨平衡。可以咨询一位专攻儿童乳牙功能矫治的医生，再咨询一位整骨医生，使二者的治疗相辅相成，就能让你的孩子日后免受慢性背痛的折磨。

• 牙齿是压力的储存库

牙齿可以帮助我们缓解生活中的压力，尤其是那些无意识的压力，我们往往低估了它们对生活质量的影响。牙齿似乎能够通过不适和相关疾病来向我们传达"停下"的信号，促使我们回到正确的道路上，让生活更加平衡、更符合我们自己的期望。

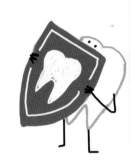

> 在古老的中医文献中记载了一种仪式，它要求患者每天早上咬牙 100 次，借此将生命力传递到身体的每一个细胞中，从而开启美好的一天。

乳牙有什么用

乳牙是过渡牙，它可以促进口腔和颌面功能的形成以及面部下半部分的发育。正是因为有了乳牙，我们才能从吃奶时的吸吮 / 吞咽，慢慢进化为咀嚼 / 吞咽，进而享受多样化的食物搭配。乳牙在语言习得方面也起着至关重要的作用。通常情况下，恒牙要比乳牙大得多，因此，乳牙就需要刺激和引导面部骨骼及鼻窦的发育，从而为恒牙的生长留出足够的位置。

从象征意义上看，乳牙是宝宝需要独立的第一个标志。这也是为什么人们常说，宝宝第一颗乳牙萌出的时候就要开始断奶了。正常情况下，每颗乳牙之间都留有一定缝隙。这一解剖特点表明，宝宝正处于需要独立的年龄，不过他们也需要父母的保护和亲近。如果宝宝的乳牙长得很紧密，那么就意味着其各项功能没能充分刺激颌骨的生长，也意味着宝宝需要更多的自主性，父母应减少对孩子的"过度关怀"。

想象一下，如果一个人没有乳牙……那他／她的颌骨可能会非常小，这就意味着没有足够的空间以供恒牙萌出。而如果没有牙齿，其就不能正常地说话。不知道大家有没有听过爷爷在没戴假牙的情况下讲话？一般来说，儿童要等到6～8岁，在长出几颗恒牙之后，才能开始正确地说出第一句话。

牙齿萌出的幸福时刻

就像花儿的生长是从胚芽开始一样，牙齿的生长也是从牙胚开始的。不过，牙胚可不会用迷人的颜色和香气来诱惑人，它最终会变成羟基磷灰石晶体。这种晶体结构与生命之花图腾的几何结构可以叠加在一起，揭示了牙齿的神圣性及其对人类生命力的重要性。在阅读这本书的时候，你会发现牙齿不仅仅是器官，且它在生活中的作用远远超出了医学界和社会对它的评价。

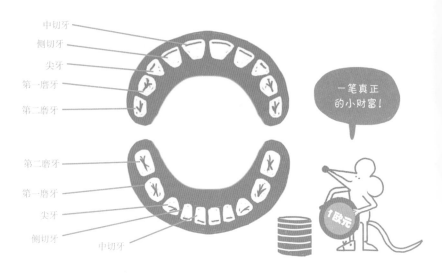

所有的一切从妈妈的肚子里就开始了。在妈妈怀孕的第7周，宝宝的乳牙胚就形成了。之后，为了生成牙齿的上半部分（即牙釉质），牙胚会变成一个"钟形罩"。在宝宝出生的时候，乳牙的牙冠部分，也就是未来可以在口腔中见到的部分，已经基本在牙龈下形成了。

从宝宝出生的那一天起，第一磨牙的牙胚就开始在牙龈下、乳牙后方的位置发育了。几周后，恒切牙的牙胚也开始在牙龈下方深处发育。这也是为什么一些新生儿疾病（如黄疸、高烧、内分泌干扰物中毒、服用抗生素等）会对恒牙的牙釉质造成不可逆的伤害。

在宝宝出生后的几个月里，乳牙会继续在牙龈下发育。它吸收宝宝饮食中的矿物质和维生素等营养物质，以形成坚固的牙釉质。牙龈的体积会增加 1 倍。之后的某一天，乳牙决定露出它的齿尖，也就是牙齿顶部的那几个小突起。为什么宝宝哭得这么厉害呢？因为他们的牙齿发炎了。乳牙发炎可能会出现脸颊泛红、唾液分泌过多、尿布疹、发烧等症状，有时甚至还会使宝宝痉挛。人智学之父鲁道夫·施泰纳（Rudolf Steiner）表示，第一颗牙齿的萌出是宝宝开始断奶的标志，这个过渡期大概会持续 6 个月，在此期间，应该逐渐减少母乳喂养，改用汤匙喂食。自第一颗牙齿萌出的那一刻起，每 1 个月或每 2 个月，宝宝的牙弓上就会长出一颗新牙。在 2～3 岁期间，宝宝会长出 20 颗乳牙。

乳牙萌出年龄（提前或推迟 2 个月均属正常现象）

- 6 个月：中切牙
- 8 个月：侧切牙
- 1 岁：第一磨牙
- 17 个月：尖牙
- 22 个月：第二磨牙

一般来说，牙弓上的下牙（下颌牙）会比上牙（上颌牙）更早萌出。

在这段时间里，只要我们给宝宝吃固体食物，他们就可以慢慢学会咀嚼。刚开始的时候，应该选择一些泥状食物。当宝宝发展了一定的咀嚼能力之后，可以改喂小块颗粒状食物，之后再慢慢增加食物的体积，从而逐渐让宝宝养成咀嚼的习惯。不过矛盾的是，刺激宝宝形成咀嚼反射的不是牙齿，而是小块的食物。虽然一开始可以让宝宝食用蔬菜泥，但是最好尽快改为用叉子捣碎的蔬菜来喂食。随着宝宝长出的牙齿越来越多，家长可以逐渐增加块状食物的体积，这样有助于提升宝宝的咀嚼效率。

牙齿喜欢咀嚼。我们咀嚼得越多，它们就越健康。此外，咀嚼已被证明可以提高宝宝的学习和记忆能力。以前人们可能无法想象，土豆泥、面条、白面包等较软的精制食物不仅会造成宝宝营养不足，还会降低他们的智力……宝宝在3～6岁会长出20颗乳牙，那么为了保持牙齿的美丽和健康，家长早晚都要给宝宝刷牙，喂食的时候也要选择一些富含维生素和矿物质的天然食物。宝宝到了这个年纪应该进行第一次牙齿检查。家长可以去医院寻求儿童牙医的帮助，因儿童牙医专攻儿童牙齿治疗方向。

之后，大约在宝宝6岁的时候，他们的第一磨牙就会开始在乳牙后方萌出。第一磨牙也叫"六龄牙"。与此同时，乳中切牙开始松动，因为恒中切牙正在它的下方逐步破坏它的牙根。这种对根部的破坏行为会导致乳牙松动直至脱落，进而为下方的恒牙腾出生长空间。正是在这时候，小老鼠出场了（见第12页）！

在6～13岁这个阶段，孩子的乳牙会一颗接一颗地脱落，随后长出恒牙。建议家长在孩子7岁左右的时候带他们去拍一个口腔全景片，检查一下乳牙下面是否都有恒牙胚。事实上，先天性牙胚缺失的情况越来越常见。这似乎是人类适应环境的"正常"

进化过程。从表观遗传学来看，如果我们不再咀嚼东西，加上吃的食物越来越软，那么总有一天我们的牙齿会消失不见，或者至少在几代人内牙齿会发生变化。

一般来说，下牙会比上牙萌出得更早一些。在孩子 12 岁左右的时候，他们的第二磨牙就会在第一磨牙后面长出来。第二磨牙又称作"十二龄牙"。也差不多是在这个时候，智齿的牙胚开始在牙龈下方发育，但是要到孩子 18 岁左右它才会抵达牙弓。长辈们常说，要等我们到了结婚的年龄，智齿才会长出来。

小提示：牙齿是边萌出边发育的，因此，当它完全萌出的时候，牙根尖其实还没有发育完全。牙齿在完全萌出后的一年时间里，都会保持生长的状态。换句话说，是咀嚼的力量促成了牙根尖的生长和闭合。通过观察没怎么咀嚼过东西的牙齿，我们会发现千奇百怪的牙根解剖结构，如钩状、香蕉状、小棍状、直角状等。

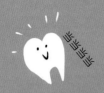

乳牙脱落的习俗与传说

小老鼠的传说可能源自 17 世纪法国奥努瓦（Aulnoy）女男爵写的一个童话故事，故事的名字叫作《善良的小老鼠》（暂译名，*La Bonne Petite Souris*）。在这个故事里，一位仙女为了帮助王后打败邪恶的国王，把自己变成一只老鼠，藏在暴君的枕头下面，弄掉了他所有的牙齿。

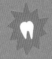

在古老的传说中，乳牙是力量的象征。在澳大利亚，母亲会把孩子的乳牙碾碎并制成粉剂，当作神奇的药水喝下去。

维京人以前会把孩子的乳牙当作挂件佩戴在身上，他们认为这能带来力量，让自己战胜敌人。

古埃及人会把脱落的乳牙扔向太阳，祈求太阳让他们长出坚硬的恒牙。

在中世纪的英国，母亲会把孩子掉下来的乳牙烧掉，这样小孩就不会被女巫施法带走。这种对女巫的恐惧存在于世界各地。

在加拿大的传说中，牙仙会来取走孩子们的乳牙。加拿大牙科协会 2005 年的一项调查结果显示，这个传说在牙齿保健方面起到了重要作用：牙仙收集牙齿是为了给牙齿女王建造一座美丽的宫殿。女王想要的是一个闪闪发光的白色宝座，而不是一个满是虫洞和黑斑的宝座！

在如今的传说中，乳牙往往是用来换钱的。

这些传说实际上都围绕着"得"与"失"的人生礼仪。
它们象征着牙齿的价值。
"无所失，亦无所得，万物皆转化。"
这是生命进化和转化的开始，
是超脱的开始，也是迎接新生的开始。

牙齿 从其口腔，知其为人

如果说口腔是身体的门厅，那么嘴唇就是大门，牙齿就是铁幕，二者共同把守着门厅的入口。因此，牙齿可以说是我们身体内部领地的守护者。牙齿的整齐度、紧密度和健康状况反映了我们自我保护和捍卫领地的能力。

口腔分为4个象限，即第1象限、第2象限、第3象限和第4象限。国际牙位记录法就是根据这些象限来给牙齿编号的。口腔上面的牙齿是上颌牙。古代典籍认为，它与天空之力以及我们的存在紧密相连，反映了我们的身份。口腔下面的牙齿是下颌牙。它与大地之力以及我们的资产有关，反映了我们所处的环境。

上下牙咬合时发生接触的那一面就是咬合面。如果牙医告诉你，你的牙齿存在咬合问题，那就是你的咬合面出毛病了，即上下牙的咬合面不平衡。这个咬合面在正常情况下是水平的，并且要与双眼和双肩平行，否则就要小心背部和颈部疼痛！正中矢状面将口腔分成了两个对称的部分。从象征意义上讲，口腔的右半边代表着我们的社会和职业生活，而左半边则代表着我们的个人和家庭生活。腭的中间是腭中缝，这是一块重要的生长区域，更是脑呼吸区。因此，在制作假牙时要尽可能避免将两颗中切牙连在一起，否则就可能会阻塞腭中缝，引起功能性病变，如偏头痛、紧张性头痛、眼疾或失眠。

牙齿的名称如第14页图中所示。上颌和下颌各有4颗切牙，其中有 2 颗是中切牙，位于颌骨中部；另外 2 颗是侧切牙，位于中切牙左右两侧。切牙的位置代表我们对亲密关系的定位，主要指与父母、配偶和子女之间的关系。上颌的切牙代表我们表达个性的方式，而下颌的切牙则代表我们在日常生活中诠释自己角色的方式。

接下来再聊聊尖牙。尖牙是代表决策的牙齿，它给予我们力量去做出选择并采取行动。大家可以推断一下尖牙所能引申出的其他意义……从功能层面来看，尖牙是下颌骨横向运动的支柱。它主要起到引导作用，保护颞下颌关节，避免其"脱位"。

第一前磨牙和第二前磨牙会告诉我们：我们是谁？我们想要什么？我们最深层的愿望与真正实现的愿望之间有何一致性？在正畸治疗时，医生有时会因颌骨空间不足而将这两颗牙拔掉。有人认为孩子的大牙齿和小颌骨分别是从父亲和母亲那里遗传来的。这种说法太荒谬了！当孩子的牙齿歪斜、倾倒得如战场一般混乱时，这意味着它遇到了一些功能障碍，如持续异常吞咽、口呼吸以及咀嚼不充分。因此，我们必须尽快通过正畸治疗而非拔牙来使其功能恢复正

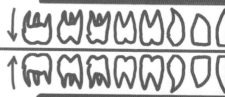

常。正畸治疗会采用一些所谓的功能性技术来刺激颌骨发育。

接下来，让我们来了解一下三颗磨牙，它们讲述的是我们与他人之间的关系。

上颌

22 23 24 25 26 27 28

腭

腭中缝

第2象限

第3象限

第三磨牙 38
第二磨牙 37
第一磨牙 36
第二前磨牙 35
第一前磨牙 34
侧切牙 33
尖牙
切牙 32

- **第一磨牙**又称"六龄牙"，它一般在孩子 6 周岁左右萌出，位于乳牙后方，朝口腔内部生长。它在维持正常的咬合关系、维护面部形态稳定以及保持体态平衡方面起着非常重要的作用。然而不幸的是，第一磨牙很容易发生龋坏，这就是为什么 80% 的人在成年后会出现牙齿咬合问题。更确切地说，第一磨牙龋坏会造成其体积减小，或是龋坏严重导致在没有换牙计划的情况下就过早地将其拔除，因而破坏了口腔牙齿的整体平衡。上牙与下牙在咬合时不能正常吻合，这就是所谓的牙齿咬合不齐。它会造成很多健康问题，主要包括脊柱侧弯、耳鸣、背部或颈部疼痛等。我们将在本书中进一步探讨该主题。从心理学上讲，第一磨牙萌出的时间正好是孩子开始学习阅读和写字的时候，因此，它与孩子表达自己身份和需求的能力有关。

● 第二磨牙又称"十二龄牙"，它长在较为靠后的位置。第二磨牙的萌出时间是在幼年期向青春期的过渡阶段以及青春期早期。也正是在这时候，孩子开始更多地接触到家庭以外的人和事，并开始在意他人的看法。从象征意义上讲，第二磨牙向我们诉说着别人眼中的自己，并告诉我们一定不要受他人束缚，为的是让我们可以活出真我，而不是活在别人的期待中。

● 第三磨牙又称"智齿"，它经常会因颌骨空间不足而萌出困难。在颌骨太小的情况下，智齿就会阻生在颌骨内，或是向脸颊的方向生长。智齿有时还会在萌出过程中挤压前牙，使得前牙移位，也导致正畸效果出现反弹。从牙齿的象征意义来看，智齿被认为是具有灵性的牙齿。它提醒我们应该尽可能遵循宇宙规律来生活。它也向我们诉说着人生的使命（18 号牙）、人类存在的神圣意义（28 号牙）、人们的博爱情感（38 号牙）以及我们对建设更加美好的世界所做出的贡献（48 号牙）。

恒牙萌出年龄　（提前或推迟 6 个月均属正常现象）

- 6 岁：中切牙和第一磨牙
- 7 岁：侧切牙
- 9 岁：第一前磨牙
- 10 岁：第二前磨牙
- 11 岁：尖牙
- 12 岁：第二磨牙
- 18 岁：第三磨牙

牙齿这个陌生人

牙齿由牙冠和牙根两部分组成。牙冠指的是牙齿在口腔中可见的部分，而牙根则是牙齿嵌入牙槽骨的部分。牙槽骨很特别：一方面在于它是海绵状骨；另一方面在于它是随着牙齿的萌出而形成和发育的。拔牙的时候，牙槽骨还会回缩。在本书后面的内容里，我们会了解到，牙周病影响的其实就是牙槽骨。

牙齿的中心是牙髓腔和牙根管。腔内是与体循环密切相关的神经、血管和结缔组织。我们将其统称为牙髓，它促进了牙齿的活力。血管为牙齿提供所需的养分，以抵抗酸腐蚀和咀嚼造成的外界刺激。

牙齿的大部分都是牙本质。为了保护它，牙釉质会将牙本质在口腔中可见的部分覆盖起来。牙釉质是由羟基磷灰石构成的，这是一种极其坚硬的矿物，它可以保护牙齿不受伤害。如果牙齿的某个部分对冷、热或甜很敏感，那通常是因为这个部分的牙釉质已经脱落了。磨损、龋坏或表面轻微脱矿都会导致牙釉质脱落。当牙龈回缩的时候，牙根就会暴露出来，牙根因为没有牙釉质的保护，对任何刺激都非常敏感，我们将这种症状称为牙本质过敏。

牙根通过牙周膜或牙周韧带与牙槽骨相连。牙周韧带起着减震器一样的作用，它能够吸收上下牙咬合时产生的所有冲击波——牙齿在咀嚼、咬紧或摩擦的时候都要承受很大的压力，而颌骨的肌肉非常结实有力，因此，在某种程度上可以说牙周韧带具有抗震基础。牙周韧带的另一个重要作用是，它能让牙齿稳固在牙槽骨内。牙周病发生的时候，最先受到影响的就是牙周韧带。同时，牙根周围的牙槽骨也会遭到破坏。总之，牙周韧带既起着减震的作用，又起着连接的作用。

窝沟

牙髓腔

牙釉质

龈沟

牙龈

牙根

两颗牙齿之间的部分叫牙龈乳头，它覆盖住两颗牙之间的牙槽骨。牙龈乳头呈三角状，它可以将两颗牙齿之间的间隙填满。而牙周病往往也是从这里开始的。因此，一定要保持牙龈乳头的健康。要想做到这一点，我们就必须好好清洁它，即要用牙线或牙间刷仔细清洁牙齿间隙两侧的牙面。

吃东西的时候，不要让食物嵌塞在两颗牙齿之间。因为食物一旦卡住，就会开始挤压牙龈乳头，引发炎症。而炎症会刺激牙龈乳头下方的牙槽骨，使其回缩，进而很快导致牙龈回缩。

牙槽骨和牙龈的回缩就是我们通常所说的"牙根外露"。

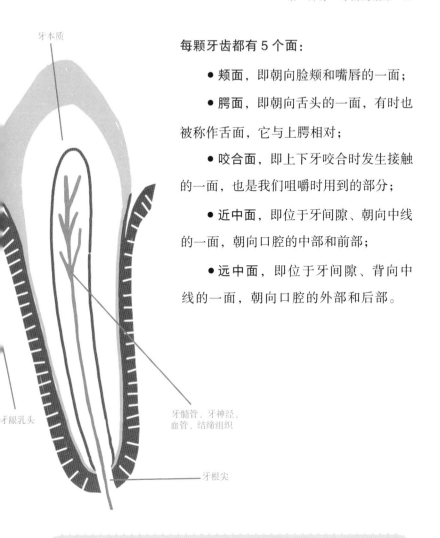

牙本质

牙龈乳头

牙髓管、牙神经、
血管、结缔组织

牙根尖

每颗牙齿都有 5 个面：

- 颊面，即朝向脸颊和嘴唇的一面；

- 腭面，即朝向舌头的一面，有时也被称作舌面，它与上腭相对；

- 咬合面，即上下牙咬合时发生接触的一面，也是我们咀嚼时用到的部分；

- 近中面，即位于牙间隙、朝向中线的一面，朝向口腔的中部和前部；

- 远中面，即位于牙间隙、背向中线的一面，朝向口腔的外部和后部。

牙位记录法

这是一套国际通用的牙位记录法，它能够让不同国籍的牙医轻松沟通。口腔分为 4 个象限，分别用 1、2、3、4 来表示。它们对应牙齿编号的第一位数字，也代表牙齿在口腔中的位置。牙齿编号的第二位数字代表牙位。每个象限有 8 颗牙齿。因此，如果是第 1 象限的中切牙，编号则为 11；如果是第 2 象限的中切牙，编号则为 21；如果是第 3 象限的中切牙，编号则为 31；如果是第 4 象限的中切牙，编号则为 41。第 1 象限的牙齿编号为 11～18，第 2 象限的牙齿编号为 21～28，第 3 象限的牙齿编号为 31～38，第 4 象限的牙齿编号为 41～48。

　　这总是让一些人觉得不可理喻，因为他们认为，人没有 48 颗牙齿呀！学习牙位记录法对我们的记忆力来说是个不小的挑战，不过不用担心，就算是牙医有时候也会把牙齿编号弄混！

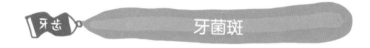

牙菌斑

　　牙齿是一种矿物质。牙釉质和牙本质所含矿物质的数量和质量是保证牙齿健康的重要因素。实际上，牙齿缺乏营养或口腔环境过酸都会导致牙齿脱矿，脱矿后的牙齿往往更脆弱，牙菌斑聚积的部位也更容易形成龋洞。牙齿在口腔中的头号敌人就是牙菌斑。尽管牙齿很脆弱，但如果没有牙菌斑，就不会有龋齿和牙结石了。

　　在牙釉质表面，食物或牙菌斑导致的脱矿与唾液引起的再矿化会不断交替进行。沉积在牙齿表面的唾液膜是牙齿的第一道防线。因此，一些减少唾液分泌的药物治疗便容易引起牙齿龋坏。

人们整天吃零食的话，唾液便无法起到修复作用，因为脱矿的速度将远超再矿化的速度。此外，在食用柠檬水或汽水等酸性很强的食物时，牙釉质表面也会发生脱矿。

那么要如何预防牙菌斑呢？我们会在后文中详细介绍这一点。在这之前，我们先要了解什么是牙菌斑，以及它是如何影响牙齿和牙龈的。牙菌斑是一种白色的块状物，它是由口腔细菌的新陈代谢产生的。口腔中有细菌是很正常的事，所以牙菌斑可以说是天然形成的。牙菌斑的厚度、数量和存活时间，以及牙齿本身的防御能力，都是引发龋齿的重要因素。牙菌斑的数量不仅取决于口腔的卫生状况，还与我们的饮食质量、肝脏清除体内毒素及废物的能力，以及肠道吸收营养的能力密切相关。当然，食物越甜，矿物质和维生素的含量就越低，那么人体受到各种污染的侵害就越多，牙菌斑就越酸、越密、越黏，对牙釉质的侵蚀性也越强。

最开始，每个人都拥有一口美丽、洁白的牙齿，闪闪发光的牙釉质覆盖在其上。但是牙齿还要继续接受严峻的考验，也就是咀嚼。当然，牙齿很喜欢咀嚼！它不喜欢的恰恰是我们没有用它咀嚼，或是没有把口腔清洁干净。在白天，根据饮食的质量，酸性很强的牙菌斑会在牙齿表面形成薄膜，进而导致牙齿脱矿。之后在进食时，牙齿就会对食物的冷热非常敏感。如果这种脱矿的情况持续出现，那些聚积着牙菌斑的牙齿很快就会发生龋坏……

牙齿 一桩早有隐患的毁牙案

你知道牙齿上的小洞会慢慢变成大洞吗？这个大洞还会越变越大，越变越大，最后……你的牙齿就不见了！

牙齿遭到破坏的过程是怎么样的呢？实际上，这个过程你是看不到的，它会偷偷地发生在口腔深处，悄无声息。因此，在此过程中采取预防措施或尽早进行治疗的紧迫性也就显而易见了，只有这样才能避免不可逆的情况继续恶化。当牙菌斑聚积在牙釉质上时，牙釉质就会开始脱矿并出现空洞，这就是所谓的牙釉质龋坏。

如果这个部位的卫生状况得到改善，并且牙洞不深的话，牙齿表面就会再矿化，就是所谓的静止龋。不过，这会长久地影响美观，因为牙洞仍然是褐色或黑色。

反之，如果牙菌斑还是一直聚积在这个部位的话，那它们就会驻扎在牙洞里，渐渐地，牙齿龋坏会越来越严重，随着牙洞加深，牙釉质也会继续脱矿，再接着龋坏就会蔓延到牙本质。于是，牙本质又会开始脱矿、软化。牙本质要比牙釉质柔软得多，

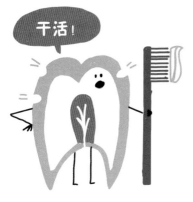

干活!

所以它龋坏的速度比牙釉质更快。在此之后，龋坏还会继续向牙齿中心蔓延，也就是说，它要开始影响到牙神经了！牙神经会试图制造反应性牙本质来保护自己，后者就像一道防御屏障，可以将龋坏阻隔在牙神经之外。这种保护牙齿不受牙菌斑侵害的行为或多或少能够产生一定效果，不过效果大小要视龋齿周围的环境而定。最终谁将赢得这场战争呢？牙刷？矿物质和维生素？牙神经？牙菌斑？又或是……牙医？当然，这一切的前提是你及时去看牙医！

如果一个人的免疫力强、身体素质良好（身体所需的矿物质和维生素充足）、精力充沛，那么即使出现牙菌斑，他/她的牙齿也不大可能会龋坏。就算牙齿真的龋坏了，龋坏的速度也是非常缓慢的，需要两三年的时间才能蔓延到牙髓。有时，龋坏甚至永远蔓延不到牙髓，仅仅停留在表面。

反之，如果一个人免疫力低下，身体缺乏矿物质和维生素，出现酸中毒、骨质疏松或压力大的话，用不了半年，牙齿龋坏就会蔓延到牙神经了！

当龋坏蔓延到牙神经时，就会引起严重的炎症，即牙髓炎。

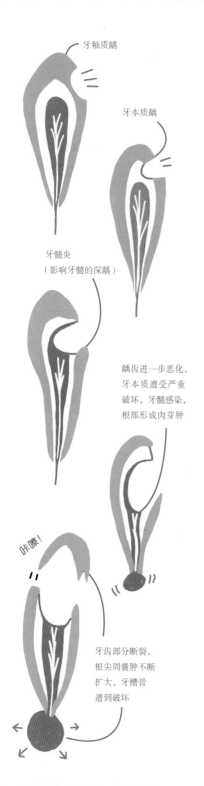

牙釉质龋

牙本质龋

牙髓炎
（影响牙髓的深龋）

龋齿进一步恶化，
牙本质遭受严重
破坏，牙髓感染，
根部形成肉芽肿

咔嚓！

牙齿部分断裂，
根尖周囊肿不断
扩大，牙槽骨
遭到破坏

牙髓炎发生时通常伴有剧烈疼痛，而且疼痛来得非常猛烈。我想每个患过牙髓炎的人一辈子都不会忘记这种疼痛。在疼痛袭来的时候，除非这些牙髓炎患者能在家用医药箱里找到一些强力止痛药来缓解疼痛，否则他们只能紧急赶往牙医诊所求助。之后，经过几天的煎熬，牙神经放弃抵抗，迈向死亡，疼痛随之消失。如果患者不及时接受治疗，牙齿内部就会坏死，坏死物会代替死掉的牙髓。这种坏死物也叫牙髓坏疽。龋洞中的细菌不仅会继续破坏牙齿坚硬的部分，还会侵蚀牙根，导致牙根腐烂。

　　为了防止感染在体内扩散，人体的防御细胞会在牙根末端形成一个小包。初期，我们将其称为肉芽肿，等到它变得非常坚硬时，我们又将其称为囊肿。囊壁会将感染包裹起来，防止其在体内扩散。但不幸的是，囊袋并不是完全密封的，毒素和细菌还是可以穿过囊壁，扩散到全身。因此，让坏死或带有囊肿的牙齿一直留在口腔里是非常危险的，它们往往是慢性传染病的源头。当囊肿里的细菌攻击我们身体的时候，其他细菌会在牙齿表面继续破坏牙齿，最终导致牙齿断裂，变成所谓的残齿。而且按照正常规律，时间越长，牙齿损坏得越厉害，拔牙也就越无法避免。

只要牙神经不受影响，也就是说，只要牙齿还活着，我们就可以通过改变饮食或改善生活方式来恢复免疫系统，进而抑制牙齿进一步龋坏。不过，牙齿停止龋坏并不意味着牙齿就会自我再生或恢复原状，患者还是需要及时接受牙科医生的治疗。医生可以帮助填补龋洞、修复龋齿，简单来说，就是修复那些已有部分缺失的牙齿。

牙齿龋坏是一个漫长的过程，如果不及时寻求牙医的帮助，这将对牙齿造成不可逆的破坏。而且非常不幸的是，这种破坏经常还会造成极端的情况。有些患者从来不去看牙医，但是他们的口腔里已满是残齿，这些牙齿长期与感染源及脓肿共存。一些患者会选择使用抗生素来消除它们，但这在很大程度上会让病症产生抗药性。即使是悄悄发生的慢性感染，也会将毒素送入体内。在慢性向急性转变的过程中，聚积的脓液会试图创造瘘管排出。瘘管是脓肿的一个小型排泄通道，它可以排出聚积在牙龈和脸颊之间的脓液。有些人可能在很长时间内都患有瘘管而不自知，或者他们不会告诉牙医自己患有瘘管的事实。他们会说："我的牙齿上方有一个白色的小疙瘩。"而他们没有想到的是，这是一个排脓的通道。有时瘘管在口腔内找不到排泄口，就会将脓液往脸颊方向排出，这时候，脸颊就会出现严重肿胀。脓液流入颊部组织的这种现象被称为蜂窝组织炎，也就是著名的牙齿脓肿，它会导致脸部完全变形。在这种情况下，医生会建议进行抗生素治疗，因为免疫力弱的患者很有可能会发生败血症，此外，还必须拔除其受损的牙齿。

当牙齿像阳光下的雪一样融化的时候

　　牙齿磨损指的是牙齿咀嚼的部分受到磨损。它通常是由磨牙症引起的，简单来说就是习惯性咬紧牙关和（或）磨牙。不过对于纯素食主义者或素食主义者而言，因为他们会吃很多沙拉且咀嚼能力良好，所以他们的牙齿磨损也可能是由柠檬沙拉酱引起的——柠檬可以溶解牙釉质。如果让柠檬与牙齿接触，并摩擦牙齿，牙釉质就会被腐蚀，直至完全消失。边吃东西边喝汽水或果汁时也会出现同样的情况：每咀嚼一次，牙釉质就会消失一小层。而当牙釉质完全消失后，下面柔软的牙本质被挖空的速度就会变快，这时，牙齿上面会形成一个个小洞，而我们的食物残渣往往就会藏在这些小洞里。

　　虽然牙齿上有小洞，但它其实并没有龋坏。

　　牙齿磨损有时也与腐蚀有关。如果牙齿长期处于酸性环境中，其表面的牙釉质就会全部消失。柠檬汁、柠檬片、果汁，甚至有机食品、苏打水和胃酸反流都会导致口腔环境呈酸性。

　　时间一长，每天重复的这些饮食习惯就会导致牙齿对咀嚼、冷、热和糖分过度敏感，甚至有些人已经因此不能吃东西了。在这种情况下，为了保护牙齿，就只能选择安装假牙。

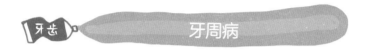

牙齿　牙周病

　　接下来让我们谈谈跟牙周组织相关的疾病。牙周组织指的是支撑牙齿的所有组织，即牙槽骨、牙龈以及连接牙齿和牙槽骨的牙周韧带。与牙周组织相关的疾病有两种：牙周萎缩和牙周炎。

　　● 牙周萎缩是一种退行性疾病，通常是由矿物质缺乏引起的，有时也可能与骨质疏松有关。牙龈本身很薄，遇到刺激时，它不会出血，但会退缩，同时其下方也会发生均匀的骨质流失，也就是人们常说的"牙根外露"。这种情况不会出现牙结石，也没有炎症。在正畸治疗时，如果牙齿受牙套牵引移动过快的话，也可能引起牙周萎缩。

　　● 牙周炎是一种传染性炎症，通常是由新陈代谢衰弱的部位出现牙菌斑和牙结石引起的。牙周炎通常伴有牙龈红肿，或多或少都会出血，牙间隙部位尤其容易出血。受到牙菌斑、牙结石、不良修复体以及咬合创伤所刺激的部位，牙根周围的牙槽骨也会遭到破坏。

注意!

牙龈出血是不正常的。哪怕牙龈"只有一点点出血"或是"偶尔出血",也要引起重视。因为它往往是牙周病的前兆,如果不进行适当的治疗,最终可能会导致牙齿脱落。如果你发现自己牙龈出血,应该及时咨询专门从事牙龈治疗的口腔医生。

给吸烟者的小贴士

香烟和电子烟中含有的尼古丁、焦油以及其他有害物质都会渗透到牙龈里,导致牙龈血管数量减少。有时,吸烟者的牙龈会出现色素沉着,即烟草性色素沉着,有可能会演变成口腔癌。虽然牙龈不会出血,但其下方的牙槽骨必然会遭到损害,因为毒素已经削弱了口腔局部的防御能力。如果吸烟者暂时还没有戒烟计划的话,建议每年做两次预防性牙齿检查,以评估牙龈的健康状况。

牙周病的病因是黏附在牙齿上的牙菌斑,它们会逐渐渗入牙齿和牙龈之间。随后,牙龈就会变红、肿胀、出血。这是牙周病的第一阶段,我们将其称为牙龈炎。在这个阶段,如果患者及时进行龈上洁治(即洗牙)来恢复口腔卫生的话,牙龈炎是可以痊愈的。

反之,如果患者不能定期、正确地清除牙菌斑,那么随着唾液中的矿物质沉淀,牙菌斑就会附着其上,最终形成牙结石。牙结石类似于沉积在水龙头上的水垢,它像石头一样坚硬,不仅会滋生细菌，导致口腔环境变酸，还会对牙龈造成伤害。牙结石会慢慢朝着牙齿根部蔓延，它会切断牙周韧带的纤维，最后再慢慢侵蚀至牙根尖。这时，牙齿根部会形成一个牙周袋。对喜好蚕食牙槽骨的细菌而言，牙周袋就是一张柔软的小床。这个破坏牙龈的过程肉眼是看不见的，因为牙龈会肿胀并且粘在牙齿上。不拍X光片的话，我们根本不知道牙龈其实已经病得很严重了。如果不及时治疗，牙齿就会失去牙槽骨的支撑，开始松动。一开始还只是轻微地晃动，之后……哎哟！咬了一口硬面包后，牙齿失去了最后的附着力，松动得更厉害了。这时患者会感到牙疼，牙齿也会发生感染，进而出现脓肿，最终只能拔牙。

　　人们常年轻视或忽视牙龈炎，这使得它成为对健康危害最大的慢性炎症之一。它会使人体处于免疫力衰竭的状态，还会迅速成为慢性感染的源头，通过循环系统和淋巴系统将细菌及其毒素扩散到全身。我们在后面的章节中会继续介绍牙周病对人体健康造成的严重影响。

在 80% 的病例中，牙周病的表现征兆都是"口臭"。

　　和龋齿恶化一样，牙周病会从牙龈炎演变成牙齿脱落。它的发展速度因人而异，不仅取决于牙齿的卫生状况和饮食习惯，还取决于口腔环境、肝脏排除体内毒素的能力、肠道菌群的完整性、肠壁以及免疫系统功能。

　　我充分意识到，人们对牙周病的认知完全不足，最近的调查也证实了这一点。法国口腔健康联盟于 2018 年的一项调查结果显示，在所有年龄段的欧洲人中，50% 的人都患过牙周病；在 65 岁以上的人群中，70%～85% 的人都患过牙周病，其中 10% 的人由牙周病恶化造成牙齿脱落。

　　研究者认为这是一种真正的大流行病。但是人们几乎都没有重视这一点，而且不幸的是，如今仍有许多牙医会漏诊牙周病。每天都会牙龈出血的人认为这是正常现象，或觉得这并不严重，其中 52% 的人表示从来没有因此去看过牙医。

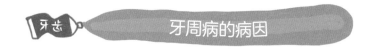

牙齿　　牙周病的病因

　　牙周病的病因既包含局部因素，也包含全身因素。

● 牙菌斑

　　我们的口腔中有细菌菌群，这是非常正常的现象。它们和其他生物一样，会进食也会排出自身新陈代谢的产物，也就是牙菌斑。牙菌斑可以说是细菌的废弃物，它的厚度、黏附在牙齿表面的数量及其酸性程度都取决于我们的刷牙效率和饮食质量，饮食质量是指我们的饮食中是否富含矿物质和维生素。

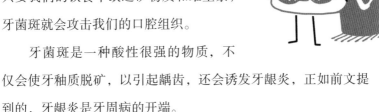

因此，即便没有摄入过多糖分，但只要我们的饮食中缺乏矿物质和维生素，牙菌斑就会攻击我们的口腔组织。

牙菌斑是一种酸性很强的物质，不仅会使牙釉质脱矿，以引起龋齿，还会诱发牙龈炎，正如前文提到的，牙龈炎是牙周病的开端。

有些人口腔中的牙菌斑非常多，但是没有出现龋齿，牙龈也只是局部发炎。这是因为他们的免疫力极强、新陈代谢良好。

然而，我们发现在牙菌斑数量相同的情况下，有些人患有龋齿却没有牙周病，而有些人恰恰相反——他们没有龋齿，却有着非常严重的牙周病。这实际上与牙菌斑中的细菌种类有关，有些细菌会蚕食牙釉质，有些细菌则蚕食牙槽骨！话虽如此，我们也不能忽视口腔环境对病症的影响。如果牙菌斑在同一地方聚积数天的话，就会形成基质。随后，唾液中的矿物质就会沉积在上面，牙菌斑就是通过这种方式慢慢变成牙结石的。牙菌斑在变成牙结石之前都是柔软的，而在此之后就会变得像石头一样坚硬，还会嵌入牙齿和牙龈之间并黏附在牙齿上。牙刷和牙线是无法清洁牙结石的，只能通过洗牙器械才能将其从牙齿上去除。总之，如果想要治愈由牙菌斑引起的牙周病，就必须采取完善的口腔清洁措施，否则牙周病不但不能痊愈，还会复发。

● 医源性牙齿创伤

在安装假牙或进行充填治疗时，如果出现医源性创伤，也会引起牙周病。例如，牙体修复治疗时的操作没有遵循牙齿自然解剖结构或是刺激到了牙龈，就会导致口腔出现创伤。最糟糕的情况就是，相邻的两颗牙齿之间没有接触点，也就是说，邻牙之间存在牙间隙。每次咀嚼的时候，食物就会嵌塞在牙间隙里。这些堵塞物会挤压齿间牙龈，对其造成创伤，进而导致邻牙之间的牙龈和牙槽骨发炎。这一齿间区域被称为牙槽间隔。随着时间流逝，牙槽间隔处的慢性炎症会逐渐发展成牙周袋，牙齿之间的牙槽骨也会遭到破坏。等到这时，牙周病就已经发展到不可逆的阶段了。重建相邻牙齿的接触点有一套非常精确的规则，而能否遵守这些规则取决于接触点周围牙龈的健康状况。食物残渣卡在牙齿之间是不正常的现象。一般来说，当我们用牙线清洁相邻两颗牙齿间的缝隙时，应当会感受到轻微的阻力。有时受解剖学条件所限，牙科治疗也无法重建正确的接触点。因

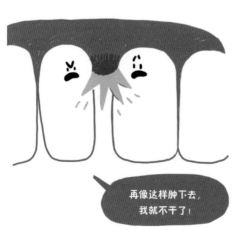

再像这样肿下去，我就不干了！

此，我们在每次进餐后都有必要系统地清洁牙间隙，以避免牙周病的发生。

• 对牙科产品和材料过敏

假牙中的金属成分可能会导致牙
龈发炎。一方面是因为这些金属会引起
电化学反应——唾液是一种富含离子
化矿物质的导电液体，金属长期浸泡在
其中就会在口腔黏膜与自身之间产生电

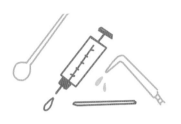

场；另一方面是因为有些金属本身就是过敏原，如镍。这种局部
慢性炎症与其他局部因素共同作用，就会诱发牙周病。

• 咬合失衡

咬合失衡也是导致牙周病
恶化的主要原因。咬合指的是
下牙与上牙的嵌合方式。它们
之间的咬合有非常精确的标准。
咬合平衡可以让巨大的颌骨力
量均匀地分散到各颗牙齿上。
有研究表明，颌骨力量最多可

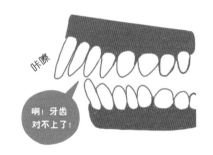

以达到 700 千克力每平方厘米！如果有一颗牙齿缺失，其余牙齿
就会分担缺失牙齿本应承受的颌骨力量。在一次正畸治疗或整个
正畸治疗结束后，如果一颗牙齿比其他牙齿更容易"出现磕碰"，
并且在咀嚼过程中有"悬空"或"刮蹭"的情况，那么它的牙周
组织就会发炎，也就是常说的"牙周膜炎危机"。在其他局部或
全身因素的作用下，牙周膜炎会迅速演变为牙周炎。

● 饮食不均衡

牙周病还可能是饮食不平衡造成的。饮食不均衡不仅会导致人体内缺乏维生素 C、维生素 D、维生素 K、维生素 E 和维生素 B，还会导致缺乏矿物质。提起维生素 C，就会想到维生素 C 缺乏病，其临床表现为牙龈出血。我们都知道水手容易患维生素 C 缺乏病，因为他们在长途航行中吃不到新鲜

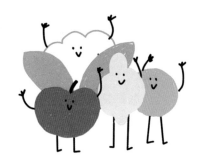

的水果和蔬菜。如今维生素 C 缺乏病患者越来越多，这些患者平时通常只吃汉堡、意大利面和比萨，或是不吃新鲜的优质蔬果和有机蔬果。此外，我们还观察到，现在的人严重缺乏维生素 D。可能是由于阳光被妖魔化了，所以现在人们都很少晒太阳，但是只有阳光才能让人体代谢天然的维生素 D。维生素 D 能够参与牙齿和骨骼（包括牙齿周围的牙槽骨）的矿化，可以帮助矿物质更好地沉淀下来。

矿物质缺乏通常是由饮食不均衡引起的，因此那些常吃或只吃农业加工蔬果的人容易缺乏矿物质。这些蔬果里往往充满了农药，本身富含的矿物质和维生素也已经大量流失。另外，如果肠壁发炎，不能很好地吸收矿物质的话，也会出现矿物质缺乏的情况。

• 烟草和尼古丁

烟草和尼古丁会对牙龈造成不良影响。在吸烟过程中，香烟或电子烟中含有的重金属和有毒物质会借由吸烟产生的烟雾被人体吸收，随后直接附着在发炎的牙龈上，大大加速牙槽骨的流失，同时阻碍免疫系统在局部发挥作用。此外，我们发现，吸烟者不会或极少出现牙龈出血的情况，这是因为他们的牙龈受尼古丁沉积物及有毒物质的影响而已经完全硬化了。因此，针对吸烟者如果只关注牙龈是否出血的话，很可能就会忽略牙周病。口腔全景片可以用来评估牙根周围牙槽骨的质量。那么通过全景片，我们会发现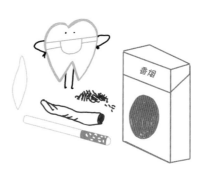吸烟者前牙的骨质流失会更严重，并且呈圆圈状，这与香烟和嘴唇接触的位置有关。

当人体吸入烟雾后，烟雾中的有毒物质就会附着在肺泡上，进而直接进入血液循环。如果每天都吸香烟的话，肝脏就会因为摄入毒素过多而不堪重负，无法再发挥排除体内有毒物质的功能。而当肝脏无法发挥排泄器官的功能时，毒素就会通过皮肤、痤疮、臭汗、牙龈黏膜等其他途径排出体外。

• 代谢综合征

牙周病总是与新陈代谢系统紊乱和排泄系统堵塞有关。排泄系统包括肝脏、肠道、肾脏、皮肤和肺。如果患有代谢综合征的人饮食过于泛滥、不均衡，且有日常饮酒的习惯，那他们就很容易患上牙周病。遇到这种情况，当务之急应该是改变饮食习惯。其次，是寻求医生的建议，后者能够帮助上述人群改变并掌握更健康的生活方式。想要战胜牙周病，不仅要进行牙齿局部治疗、保持均衡饮食，还要解决肝脏、肠壁、肠道菌群以及肾脏问题。肝引流是局部治疗牙周病的一种非常有效的辅助手段。

• 肠道健康

　　肠道菌群失衡会导致肠壁发炎，也会增加肠道通透性。前文（第 34 页）已经介绍过肠壁发炎与矿物质缺乏之间的联系。要知道，肠黏膜是一个整体性的存在，从牙龈到肛门都与之有关，这就意味着肠道通透性增加和肠道菌群失衡也会引起牙龈发炎。因此，肠道炎症会导致牙周病加重，甚至还会诱发牙周病。想要恢复肠道的完整性和平衡性，除了针对肠道的治疗外，还应该对牙周病进行局部治疗，后者通常也与肝脏治疗同时进行。在肠道方面还要警惕肠道寄生虫病，它会促进牙周袋中阿米巴原虫的发育。阿米巴原虫是牙周病不断持续和复发的原因之一。因此，牙周病的基础治疗往往就是消灭肠道内的寄生虫，让肠壁再生、肠道菌群重新聚集。

• 酸碱平衡失调

　　从人体酸中毒层面来看，过量食用加工食品、肉类和奶制品都会造成酸碱平衡失调，但最主要的诱因是生活压力过大。此外，长期生活压力过大也可能会导致牙龈出血。如果酸中毒会怎么样呢？抛开复杂的科学原理，简单来说就是在酸中毒的时候，血液为了保证人体能存活下去，就会从人体中吸收所需要的矿物质，尽可能让体内酸碱度保持中性。而牙根周围的牙齿和牙槽骨是血液吸收矿物质的首选目标。因此，有些患者哪怕之前几乎没有患过龋齿，也不存在牙根周围牙槽骨流失的情况，但是在生活压力大的时候，他们也会出现龋齿。

活动性牙周病患者暂时不宜做种植牙。只有治好牙龈炎、稳定牙周病之后，才能将种植体植入牙槽骨中，以替换缺失的牙齿。同样，如果要安装假牙，也必须等到牙龈不再出血之后才能进行。在种植治疗期间，要避免维生素 D 缺乏、生活压力大和吸烟的情况，因为这些都可能会引起排异反应。

牙周组织就像我们打算建房子的土地一样。建造房屋的时候，我们不能把房子建在沼泽上，得先把土地清扫干净、加固好，然后才能打地基。在口腔里也是一样的，重建牙齿之前，我们一定要先清洁、加固牙龈，而且还要把局部因素和全身因素都考虑进去，以避免牙齿刚修复完，牙周病就"爆发"。

牙齿 如何治疗牙周病

得益于业界和媒体近年来采取的种种预防措施，如今龋齿患者越来越少了，但是牙周病患者却与日俱增。这主要是因为，50% 的人都不知道牙龈出血和牙周病密切相关，而且似乎很多治疗师乃至医生也没有意识到这二者的联系。

自 2006 年开始，牙周病治疗就不再纳入法国医保范围了，我们的政策制定者可能并不了解这一病种的情况。高昂的治疗费用让人们打消了治疗牙周病的念头，不过所幸有一些保险公司已经了解到牙龈健康的投保人往往身体状态更好，因此，它们将牙周病治疗纳入了保险的保障范围。虽然法国政府在 2018 年开展了大型牙齿修复体免费体验活动，但在牙龈治疗方面仍没有采取任何措施。结果很荒谬：得不到有效治疗的牙周病患者就会失去他们安装了牙冠的牙齿。因此，如果想要拯救牙齿，拯救健康，请将主动权掌握在自己手上！那么，要如何治疗牙周病呢？

要知道，牙周病是一种炎症性疾病，并且可以转变为传染性疾病。这里就不谈枯燥、烦琐的治疗细节了，读者只需知道，不管牙周病发展到了哪个阶段，总有 3 个主要的治疗步骤。

• 针对病因采取行动

第一步是找出局部病因，然后对其进行治疗，以有效缓解牙龈炎症。为了在进行局部急救的同时也治疗全身病因，牙医和保健医生的密切配合往往是必不可少的。牙医负责口腔局部卫生，保健医生则主攻全身因素，例如体态、肝脏、肠道、矿物质和维生素缺乏、饮食习惯和生活习惯。二者的合作越高效，治疗效果越好！

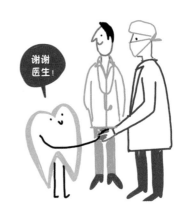

• 消毒

第二步是深度清洁牙齿表面和牙周袋。这是一个纯牙科治疗阶段，但针对全身因素的治疗还要继续进行。这个阶段需要对牙龈下方进行深度清洁，也就是龈下刮治。其目的是把牙齿表面、牙龈下方及牙根周围的牙菌斑和牙结石都清除干净。如果是单纯性牙龈炎，这一治疗只需要 15 分钟，因为它属于牙周病早期，牙根周围没有出现骨质流失，还有恢复的可能；但如果是牙周病晚期，骨质流失严重，那么可能需要 4 个小时才能结束治疗。在这种情况下，治疗

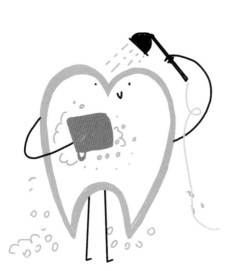

往往需要分几个疗程进行，期间会使用超声波和不同类型的牙刮匙。牙医会根据牙齿和牙根的解剖结构来选择不同形状的牙刮匙。此外，他们还会使用激光或臭氧给牙周袋消毒，使牙龈与牙根重新粘连。一般来说，这种治疗是不需要进行手术的。不过，对于一些病情严重的患者，如果经初步治疗后感染源仍然存在，那么就要考虑进行牙周手术。

● 再生

第三步是受损组织的修复与再生。这个阶段的目的是刺激牙槽骨生成和牙龈黏膜增厚。排泄系统功能完善是牙周组织成功再生的一大关键。现在是为你的牙龈提供所需营养的最佳时机。

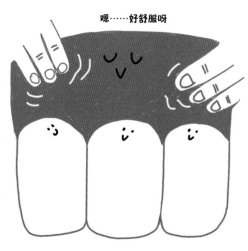

嗯……好舒服呀

对牙龈有好处！

维生素 D、维生素 C、维生素 B_{12}、钙和辅酶 Q_{10} 对牙龈健康尤为重要。

在可逆性牙龈炎阶段，这三个步骤可以分两个疗程进行，甚至还可以合并成一个疗程。而在牙周病晚期，牙周袋已经出现且牙槽骨流失严重时，这三个步骤则需要分成多个疗程。如果病情非常严重的话，治疗期甚至要持续一年。只有每个步骤都完全结束后才能进入下一个步骤，每个步骤所需的疗程会根据患者的健康状况、牙周病的严重程度及其执行医嘱的情况而有所不同。因此，有时候对于那些不能或不想就牙周病采取行动的人而言，再生和修复受损组织是不可能实现的。针对所有疾病的治疗都是这个道理。

牙龈象征着什么？

在牙周病中，牙根周围的骨质流失程度并不总是与牙结石和牙菌斑的数量成正比。

虽然我接下来要介绍的内容不能帮患者免除牙周病的局部和全身治疗，但是了解病理背后隐藏着的情感信息也是一件很有意思的事。它不仅有意义，而且还能促进治疗效果。

从象征意义来说，牙根周围的牙槽骨代表我们扎根的土地。这片土地包括我们的家庭、教育、社会环境、文化和历史。这片土地也会有自己的喜怒哀乐。当牙龈出现大量骨质流失时，这意味着我们的细胞保留了那些悲伤的记忆。此外，我们的牙龈可以说已经记住了一个信念——这片我们成长、扎根的土地还不够强大、不够坚实，目前它还不足以让我们在生活中成为自己想成为的人、做想做的事、拥有想拥有的东西。

但好消息是，这只是一个信念而已，甚至我还会说这是一个错误的信念，因为事实上，我们会发现在生活中遇到最多挑战的恰恰是那些拥有最多资源、内心最强大的人。只要我们去了解这个世界上最励志的人的童年，就会发现他们成长的土地竟然如此脆弱。

牙周病患者的内心通常都很强大，要比一般人强大很多，但是他们不相信这种力量。感知生活中遇到的挑战的积极面，会有助于更好地促进创伤愈合和牙周病痊愈。

治疗活髓牙

接下来，大家马上要了解到牙齿治疗的内幕了。牙医使用高速涡轮牙钻在你的口腔里做了什么，对你来说将不再是秘密！

当然，每种疾病都有好几种可行的治疗方案，每个临床病例都有其特异性，每个患者也都是独一无二的。

当龋齿还没影响到牙神经的时候，我们要竭尽所能维持牙髓活性以治疗龋齿。为了保护牙髓，在进行充填之前一定要先垫底。然后，再在其上补入充填材料，让牙齿恢复原有形态。如果牙齿需要填补的体积很大，我们更倾向于使用嵌体或高嵌体——它由复合材料或瓷制成。这种治疗方式需要先由牙医对患牙进行取模，再由牙科技师根据印模制作修复体，最后由牙医将修复体牢牢地粘在患者牙齿上，以恢复牙体原有的形态和功能。如果活髓牙的牙尖因龋齿而严重受损，也可以选择做牙冠。

具体采用哪种技术还要根据患者的实际情况而定。

> **有益于牙齿的元素**
>
> 维生素 D、维生素 K、镁、二氧化硅、磷和钙。

如果龋齿治疗得太晚，龋坏已经蔓延到了神经，也就意味着已经影响到了牙髓，那么非常不幸，你就必须要找牙医给牙齿杀神经了。

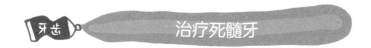

治疗死髓牙

死髓牙是指牙神经战败的牙齿！不只是牙神经与细菌的战争、创伤的战争，有时甚至是与某些牙医的战争，因为这些牙医往往急于失活受损的牙齿，不给它愈合的"机会"。事实上，有一种技术叫作"盖髓术"，它会使用一种阻止神经发炎并促使其愈合的制剂。虽然盖髓术的效果不能保证，因为成功与否取决于患者个人的免疫力，但只要牙齿还有修复的可能，就应该尝试这种方法。

不过，如果牙神经还是因"牙髓炎"的折磨而令人痛苦呻吟的话，那这颗牙齿最终的结局还是被杀神经。甚至有时候，牙神经已经坏死很久了，我们却完全没有意识到，在这种情况下，坏死的牙神经很可能就会变成细菌的温床。无论是哪种情况，牙医都会选择所谓的"根管治疗"。为此，牙医要用扩大针、H锉或K锉等细长的小器械插入根管内部，先将根管清空，再对其进行冲洗、消毒、灭菌，最后用防水且不透气的材料充填根管。根管里的充填物不会超出根尖孔。因为牙根管非常细，牙医在进行治疗的时候是看不到根管内部情况的，所以牙齿治疗拖得越晚，根管内滋生的细菌就越多，想要将所有细菌完全消灭的难度就越大。也正是因为根管内部的细菌难以完全清除，死髓牙才会被认为对人体健康有害。我们将在第二部分中进一步讨论这个问题。

想要治疗牙根管，最安全的方法就是寻求牙体牙髓医生的帮助。牙体牙髓医生就是专门从事根管治疗的牙医。他们拥有高性能的设备，即一个由显微镜、激光器和一系列适用于所有牙齿解剖结构的器械所组成的口腔综合治疗台。

如果根管治疗没有完全成功，也就是说，牙根管没有被消毒干净的话，那么在几个月后或几年后，牙根尖就会长出囊肿，也就是根尖周囊肿。经过反复的根管治疗，即对根部重新进行消毒，根尖周囊肿会逐渐消失，但是如果囊肿存在的时间过长或是患者的免疫力较弱，就只能通过手术将其摘除了，这种手术被称为根尖切除术。在杀完牙神经并正确充填患牙后，牙医就要重建牙齿了。重建要使牙齿的牙尖复原到正常形状。为此，要进行牙齿打桩，也就是在牙根和即将安装的牙冠之间放置一个小型连接件。打牙桩的方法有很多种，牙医通常会根据患者实际情况和技术条件（螺丝桩、玻璃纤维桩、碳纤维桩、内嵌体）来进行选择。当然，有条件的话最好使用非金属桩。牙桩上方通常需要安装一个牙冠。有些人可能会问为什么还要安装牙冠？安装牙冠是为了保护牙齿，降低牙齿断裂的可能性。死髓牙往往已经失去了一半以上的原始物质，非常脆弱。它在脱水之后变得易碎，就像玻璃一样。而镶嵌在牙齿上的牙冠可以保护牙齿不受咀嚼压力的影响。除此之外，它还可以还原牙齿的形态，恢复牙齿的功能和美观。

牙冠有很多种类型：

- **全瓷冠**，它完全不含金属。
- **金属铸冠**，由金、镍铬合金或铬钴合金制成。
- **金属烤瓷冠**，也就是在金属内冠表面熔附一层饰瓷。如果牙医没向患者说明更多细节的话，那使用的金属内冠往往是由镍铬合金制成的，而这种牙冠在口腔环境中会引起生物相容性问题。有些牙医意识到了镍的高致敏性，于是他们就改用钴铬合金制成的牙冠，但是钴铬合金会出现腐蚀现象，跟镍铬合金一样有害。本书在后文中会再具体解释这一内容。在法国，纳入医保范围的牙冠就是由这两种合金制成的。除此之外，还有金合金牙冠，它的生物相容性会更高一些。不过，虽说要尽可能避免在牙科材料中使用金属，但对有些牙冠而言，金属是必不可少的。此外，只有缺损牙齿的根部坚固，才能使用牙桩和牙冠重建牙齿。否则，就只得考虑拔牙了。

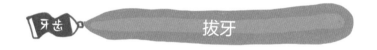

拔牙

有时候牙齿破损、龋坏或感染得很严重，没有办法治疗，那么唯一的解决办法就是拔牙。拔牙就是把整个牙齿连同其嵌入牙槽骨的牙根一起拔掉。

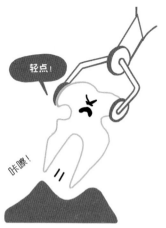

拔牙最常见的原因有哪些：

● 龋齿破坏了牙根，没有足够的健康且坚固的材料来修复牙齿。

● 牙周病完全破坏了牙根周围的牙槽骨。这时，牙齿就会松动得厉害，而且牙根常常会被牙周脓肿包围。牙骨质流失还会引起慢性炎症或感染，最终唯一的解决方法就是拔牙。

当心不要拔掉健康的牙齿！

很少有大自然没考虑到的事。即使是成年人的颌骨有时仍有生长的可能性。如果患者的牙弓需要更多的空间来排齐所有牙齿，那么最好应选择扩大牙弓，而不是拔牙。对于未满10～12岁的儿童，医生往往都会选择前者，这是很自然的事情。但是，对于青少年和成年人，哪怕实际操作存在一定困难，也要尽量先尝试扩大牙弓。

这种类型的正畸治疗伴随着什么样的情绪呢？颌骨的扩张意味着向世界敞开了大门，让我们能够表达自己的存在、想法和欲望。与之相反，拔牙有时就像是一种"阉割"，从生理上讲，就算拔了牙，口腔空间仍是那么小。从象征意义上讲，拔掉一个孩子4～8颗牙齿，是在降低他们的表达能力。那其背后的含义是不是就"听话！闭嘴！"呢？这值得我们认真思考……

● 有些正畸治疗需要拔除健康的牙齿：一种是在智齿已经萌出或发育的情况下，预防性拔除有阻生倾向的智齿牙胚；另一种是在牙弓太小的情况下，有时"流行"拔掉四颗前磨牙来"腾出空间"。

拔完牙会怎么样呢？

拔下牙会比拔上牙更痛。拔牙后最典型的反应就是疼痛和水肿，这两种症状可以通过适当服药来缓解。正常情况下，这两种症状会逐日减轻，大约需要一两周的时间。

不过，如果患者是勉强拔牙，又或是其免疫力较弱，也就是身体状况较差的话，那有可能会出现并发症——牙槽炎。具体表现为拔牙后的两三天，疼痛会骤然加剧。这时就要赶紧咨询牙医，通过局部治疗和全身治疗，迅速让疼痛消失，以尽快刺激创口愈合。

此外，患者拔牙后也会有出血的情况。除了是因为凝血功能不足等自身健康问题外，还有可能是因为舌头突然触碰或刺激到伤口，导致促进伤口愈合的血凝块破裂。一般遇到这种情况，咬住纱布或棉球 30 分钟就可以止血。如果 30 分钟后仍持续出血，请立即咨询牙医。

拔除下颌的磨牙，尤其是智齿后，有可能会出现牙关紧闭的症状。牙关紧闭指的是，牙疼的同时上下颌骨紧密闭锁，以致患者无法开口。这时，除了药物治疗，还应该辅以

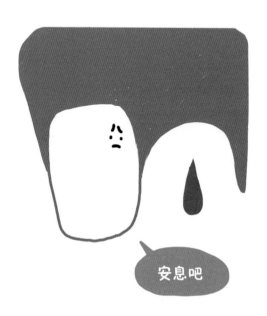

安息吧

整骨疗法，它对疏通颌骨痉挛有很大的帮助。

如果拔牙的难度很大，那么在结束之后，患者皮肤的某些地方或舌头、脸颊、嘴唇等部位的黏膜仍然会感到麻痹、不敏感。当然也有可能恰恰相反，这些地方会异常敏感，比如有刺痛感或发麻。这主要是因为，在手术过程中神经被切断或是受到了损伤。神经的愈合是一个漫长的过程，可以采取整骨疗法、淋巴引流、沿神经通路按摩、中药配合针灸、矿物质和维生素补充以及正音法来加速神经愈合。

拔除智齿

如果一个人从小就能有效咀嚼、用鼻腔呼吸，进而颌骨能够正常发育的话，那么其智齿应该会顺利出齐。

到了青春期，虽然学习正确咀嚼还来得及，但是对于拯救智齿而言，已经来不及了。智齿拼命地生长，想要找个地方萌出。不知道为什么，在高考前一天晚上智齿突然就疼了起来！可能是因为高考这个迈向"成年"的过程需要疼痛的陪伴吧……智齿会告诉我们，我们赋予生命的"意义"。这是一个值得沉思的主题，在青少年长出智齿的时候，我们可以跟他们探讨一下该主题。拔智齿要遵循"要么全拔，要么一个都不拔"的原则。也就是说，如果要拔掉一颗智齿，那么另外三颗智齿也要拔掉。这样做的目的是保持口腔整体平衡，以避免咬合问题。如果无法保持口腔平衡的话，就可能出现以下几种临床表现：颞下颌关节疼痛和弹响、耳鸣、耳朵堵塞、阿诺德神经痛综合征、颈痛、背痛、腰痛、偏头痛和头痛，当然也有可能会导致牙齿移位。

　　有些正畸医生会建议大家在智齿未萌出，还处于牙胚阶段时就拔除它，这种时候就看个人的选择了：咀嚼还是拔牙？

如何替代缺失的牙齿

　　在了解这个问题的答案之前，大家要明确，如果不想再失去任何一颗牙齿，就一定要把缺失的牙齿替换上。牙齿在口腔中的排列是有一定道理的，它能够保持口腔完美平衡，并且使每颗牙齿都发挥各自的作用。如果少了一颗或几颗牙齿，那么剩下的牙齿就要承担更多的工作。一段时间以后，剩下的牙齿跟我们一样也会疲劳、生病……我们还观察到，当牙齿缺失时，为了寻求口腔平衡，剩下的牙齿会发生移位，拼命地想要与"旁边的朋友"接触。在失去对颌牙的情况下，上牙会继续往下长，下牙也会继续往上长。同样的道理，如果失去了相邻的牙齿，那么后牙就会向前倒，试图找到一点支撑，与此同时，它们也会继续工作，加班加点，对周遭的影响无动于衷！这就足以让其他牙感到愤怒了！之后的某一天，这些牙就会开始反抗，你会感到牙疼，还可能会遇到一些健康问题……这都是可以预见的。

　　因此，牙齿一旦被拔除，你就应该考虑如何替代它。替换缺牙的方法有很多，不存在最好的方法。鉴于每个患者的临床情况都不同，有很多方法可以满足患者的需求。

● **第一种方法叫牙桥。** 顾名思义，就是在缺牙两侧的牙齿上安装一种类似桥梁的材料。当然，如果做了牙桥，缺牙两侧作为桥柱的基牙就会变得比较脆弱，因为这两颗牙齿要承担原本三颗牙齿的工作。有时，整骨医生会将头颅紧绷归因于牙桥。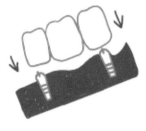牙桥会使得三颗甚至更多的牙齿连在一起，而通常情况下，每颗牙齿都是独立存在的，并且都具有一定的生理移动能力。根据牙桥安装位置的不同，头颅紧绷的程度也不一样，还可能伴有面部和头部疼痛。

不过，也不用担心，你的牙齿不会因为要安装牙冠或是要成为基牙就被杀神经。在某些情况下，牙桥可以安装在活髓牙上。当然具体情况还需要跟牙医讨论。

● **第二种方法是使用可摘义齿，**也就是我们常说的"活动假牙"，这种方法会更使人容易接受一些。用于替代的义齿会被固定到树脂或金属基托上，通过钩状卡环与剩余的天然牙相连。如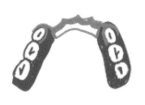果这种可摘义齿有一个金属底座，那它就被称为"金属铸造支架式义齿"。

替换牙弓上所有牙齿的可摘义齿则被称为"全口义齿"。这种义齿通常是用树脂制成的，有时也会用金属加固。由于唾液膜的作用，这种义齿可以靠吸盘效应固定。对于佩戴这类义齿的患者而言，最

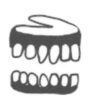

大的不便就是需要避免使用会造成唾液量减少的药物。此外，当体重增加或减轻的时候，上腭黏膜的体积也会随之增大或缩小，这便会破坏整个义齿原有的适应性和稳固性。遇到这些特殊情况时，可以使用粘胶膏来防止义齿脱落。

● **第三种方法是用种植体来替代缺牙。** 种植体通常由钛或氧化锆制成，因为这两种材料的生物相容性更好。当然，这也取决于患者个人的敏感程度。每种材料都有各自的优缺点，也有各自对应的临床适应证，具体使用哪种材料还需要跟牙医讨论。种植牙治疗要分成好几个阶段。首先，要耐心等待一段时间，直到拔牙部位的牙槽骨完全愈合；然后，要将种植体植入牙槽骨内。

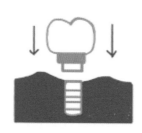

具体来说，就是先将牙槽骨的"内芯"移除，再将种植体植入牙弓。在这个阶段，需要等待 3~4 个月的时间以让种植体与牙槽骨融合。它们最后会融为一体，类似于移植术；接着，等二者完全融合后，就可以在上面安装牙冠。安装牙冠的时候，需要先将种植体基台拧入种植体内部，这个基台有点像我们给死髓牙安装牙冠前植入的内嵌体或牙桩；最后，就是在基台上面安装新的牙冠了。

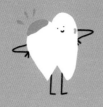

第二部分

你有不听话的牙齿吗

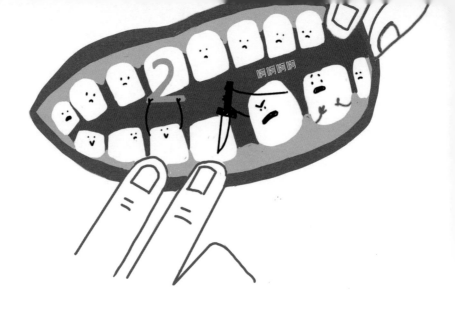

牙周病、死髓牙、有毒的产品和材料、咬合失衡……你的某些健康问题可能源自口腔，而你从未意识到这一点！

你有牙龈出血吗

我们有时候会听到别人说"我的牙齿在流血"，但事实上牙齿并不会流血，真正流血的是牙龈。尽管大多数人都认为牙龈流血没什么大不了，但其实这并不正常！

• 牙周病

如果你有牙龈出血的情况，则说明你患有牙周病，它会极大影响你的牙周组织。牙周组织就是牙齿周围的组织，即牙根周围的牙龈和牙槽骨。你牙龈出血的情况持续多久了？不记得了吗？有些人的回答是"已经很多年了"，或"总是在出血"……为什么这种疾病从未痊愈过呢？

患有牙周病时，牙菌斑和牙结石会导致牙龈与牙齿分离，从而形成牙周袋。牙周袋是细菌的温床，也是慢性炎症的源头。随着时间的流逝，慢性炎症会逐渐演变为慢性感染，还常伴有急性牙周脓肿。牙根周围的牙槽骨也会因感染遭到破坏，这时牙齿就会开始松动，最后不是自动脱落就是被紧急拔除。

牙龈出血如果持续两周以上，就会引起慢性炎症，如果持续几个月还会导致免疫系统衰竭。感染灶一旦形成，毒素就会扩散到免疫力衰竭的器官中。近年来，科学研究证明，牙周治疗不仅可以医治牙齿，对其他疾病的治愈也有很大帮助。事实上，牙周细菌会对一系列普通疾病造成很大影响，其中一些疾病甚至会让人感到异常意外。2018 年 7 月，法国国家健康与医学研究院发表了牙周病与某些疾病相关性的研究结果。这一成果可谓令人振奋。

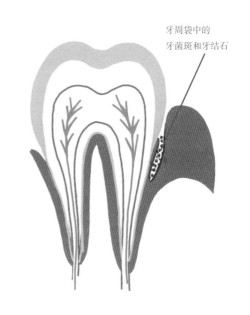

牙周袋中的
牙菌斑和牙结石

牙周袋这张温床滋养着细菌和它的毒素兄弟，它们不断繁殖，还会通过消化道、血管和淋巴管在人体中游窜。

器官一旦受到感染就会出现功能障碍，进入病理状态。如果不及时治疗牙周病的话，其他器官的疾病就会对治疗产生抵抗性，或者会定期复发。只要牙周病没有治愈，感染源就一直存在。

• 糖尿病

据统计，目前美国约 10% 的人口患有糖尿病，其病因多种多样。但近年来，口腔卫生被认为是导致糖尿病发作、恶化的重要因素。自 2001 年以来，许多研究人员都对此进行了大量研究。结果表明，不仅糖尿病患者多患有牙周病，反之牙周病引起的慢性炎症如果长期存在会导致胰岛素抵抗和血糖升高，它甚至还会导致糖尿病肾病等并发症。糖尿病患者如果接受牙周治疗，便可降低 21% 的死亡风险。如果牙周病能得到控制，6 个月后糖尿病患者的血糖和氧化应激水平会显著降低。

• 心血管疾病

有关牙齿与心血管疾病方面，口腔细菌与心内膜炎的相关性早已被人所知。此外，有些人只有在使用抗生素后才能进行牙齿治疗。除了心内膜炎，牙周病也会大大增加心肌梗死的风险。事实上，研究者在心脏组织、动脉粥样硬化斑

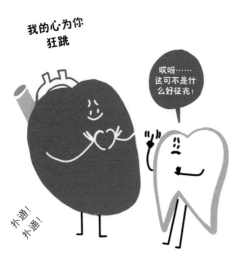

块、颈动脉、冠状动脉和主动脉上都发现了口腔细菌的 DNA。在
美国，牙周病学会和心脏协会正联手实施预防心血管疾病的行动
计划。美国心脏协会发布的数据显示，牙周治疗可以使心肌梗死
的死亡率降低 14%。

• 风湿病

很早之前，牙齿感染会引起风湿病这一点就已经得到了证
实。如今，关于风湿病与牙齿关联的解释越来越精准。研究表
明，牙周袋中的牙龈卟啉单胞菌能将精氨酸（一种氨基酸）残基
转化为瓜氨酸。瓜氨酸是存在于类风湿性关节炎患者的关节中的
一种蛋白质，它会诱发关节炎，进而造成软骨和关节损伤。研
究表明，牙周病的非手术治疗可以大大减轻类风湿性关节炎的症
状，并抑制其恶化速度。

• 牙周病和妊娠

还有一个让人意想不到的领域也与牙周病相关，那就是妊娠。
如果孕妇的牙周病已经发展到了晚期，那么她早产的风险就会增
加。据法国国家健康与医学研究院从事这一课题研究的研究员玛
丽-洛尔·科隆比椰（Marie-Laure Colombier）称，目前，1/3 的早
产原因不明。另外，研究表明，牙周袋中的细菌会引发高血压和
蛋白尿，也就是所谓的子痫前期，这种疾病会导致孕妇早产。如
果孕妇患有牙周病，其早产的可能性会是原来的 3 倍。来自美国
的一些研究甚至表明，这一早产的可能性会是原来的 7 倍。

人们很早就知道，有些孕妇即使没有牙菌斑也会牙龈出血，等到分娩后，出血的情况就会停止。子宫内膜和牙龈黏膜之间存在某种激素层面的联系。有些女性还表示，她们在月经期间也会牙龈出血。因此，女性一定要在怀孕前治好牙龈炎症，与此同时，还要关注局部病因，以避免孕期牙龈出血。经观察，如果孕妇在怀孕前患有单纯性牙龈炎，那么在孕期的第三个月牙龈炎就会爆发，进而很快演变成牙周病，口腔内也会出现牙结石和牙菌斑。而这时再想治疗，就会有诸多限制，因为在怀孕期间不宜使用麻醉剂、抗生素，甚至是用于口腔治疗的精油。俗话说"一胎换一牙"[1]，如果你有怀孕的打算，请先去看看牙医，检查一下你的牙齿和牙龈，以最好的状态迎接怀孕这件美好的事情，千万不要病到临头才去求助。

● 超重

代谢综合征往往是从肥胖开始的，而肝脏和肠道问题都会诱发或加重牙周病。研究人员强调，牙龈卟啉单胞菌或放线共生放线杆菌等牙周病致病菌会从病变的牙周组织进入血液循环，进而作用于脂肪细胞。细菌会刺激免疫系统，而后者为了摆脱细菌的纠缠，就会引发慢性炎症，这种炎症会促进脂肪的储存，如此一来，牙周有问题，减肥就很难。

1　在怀孕期间，由于激素的作用，孕妇口腔内的酸碱平衡会遭到破坏，更容易患上龋齿和牙龈炎。——译者注

● 牙周病带来的其他风险

虽然医学界早就认定一般常见疾病会诱发口腔疾病，但是牙周病反过来会诱发一般常见疾病则是相对较新的发现。了解到这些之后，研究人员也开始用稍微不同的方式来看待这些疾病了。令人惊讶的是，他们分析了因脑卒中去世的患者或阿尔茨海默病和痴呆症患者的情况，在其脑部感染部位发现了牙周袋中的细菌或细菌 DNA。

更令人惊讶的是，研究人员在胰腺、乳腺和胃部的恶性肿瘤中也发现了牙周细胞。当然，因为细菌是被吞下去的，所以在胃部肿瘤中发现牙周细胞自然也符合逻辑。同理，细菌也会被吸入体内，因此许多肺部疾病也是由牙周病引起的，这在老年人中尤其常见。在皮肤科领域，研究人员发现牙周病治疗结束后，患者的银屑病和湿疹也会随之痊愈。最后，牙周病还会诱发肾脏疾病。我们要感谢这些研究人员从科学的角度揭示了牙周病和一般常见疾病的相关性。事实上，许多医生早在临床工作中就注意到了二者的联系，但苦于没有科学证据，一直无法使人信服。

你有死髓牙吗

我们在第一部分了解到，死髓牙是指根管中神经和血管已经坏死或被移除的牙齿，移除的目的是避免患者疼痛难忍。死髓牙往往是没有治疗龋齿或治疗太迟造成的。此外，牙震荡和牙折等牙外伤也会引起牙神经"坏死"。不论是什么原因，只要牙神经受到不可逆的损伤，就需要对牙根进行特殊治疗。这种治疗的专业术语叫作牙髓治疗，也就是常说的根管治疗。

对牙医来说，牙髓治疗的技术难度是最大的。一位著名的牙体牙髓医生曾经说过："最好的根管治疗就是不治疗。"然而坏消息是……

你根本就无法想象死髓牙会给生活造成多大伤害。即使经过牙体牙髓医生的治疗，也不能保证根管中的细菌已经完全被消除。尤其是当死髓牙周围的牙龈患有牙周病时，治疗效果就更难以保证，因为牙周病就意味着会出现牙菌斑和牙结石，细菌会从牙根外侧进入牙齿内部，接触已被感染的牙周组织。本节将讨论死髓牙的毒性。这是一个颇有争议的话题，因为包括患者、医生和牙医在内的大部分人都不太了解这个话题。在大学里，牙髓

根尖周囊肿

失活术是牙科学生的例行练习项目。但是课上老师只告诉学生这种失活治疗是完全无痛无害的，而"杀掉牙齿"的问题却完全没有提及。因此，为了防止牙齿之后可能出现疼痛或是牙根"自发坏死"，牙医也会对无痛牙进行失活处理。

什么是牙体牙髓医生？

　　有必要在此向大家解释一下什么是"牙体牙髓医生"。牙体牙髓医生就是专门从事根管治疗的医生。他们一整天都要透过显微镜在患者的牙齿上不断重复这一治疗，这需要极大的耐心！患者要保持张开嘴的动作一两个小时，如果患牙有三四个根管，患者甚至要保持这个动作至少三个小时。牙体牙髓医生的工作是清除根管中所有感染和死亡的神经，冲洗根管并为其消毒，再用激光或臭氧进行灭菌，最后均匀地充填主根管和侧副根管，使其完全密封，以防止细菌扩散。我们都知道，大自然厌恶真空，在牙根管中也不例外，真空意味着细菌扩散。

　　牙体牙髓医生需要一套特定的、易磨损但昂贵的设备来完成这项精细的治疗。当然，他们最需要的是时间——牙根管不仅细长，而且分支很多，单凭人的肉眼是看不到根管内部情况的，而且有时候根管还会出现钙化，略微坚硬的旧充填物会造成根管局部堵塞。在治疗过程中，医生会用锉插入根管，但是由于根管奇特的弯曲度，锉随时都有可能断在根管里面。牙髓病学专业人士不仅日常要花数小时去学习，还要花一生去精通。因此，也就只有专家和牙髓病学爱好者才能做这种治疗了！如果你需要做根管治疗，而你的牙医并不精通于此，那么请你先去咨询专业的牙体牙髓医生。然后再回来找牙医制作修复体，这样可以尽量将修复体安装在根管已经治好的牙齿上。虽然法国医保不能报销根管治疗，要多花几百欧元的费用，但是健康是无价的！

　　活髓牙永远不会感染，只有"坏死的神经"才会为细菌提供生长的环境。

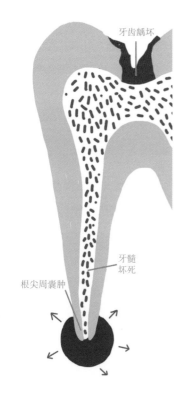

牙齿龋坏

牙髓坏死

根尖周囊肿

　　多年来，只有给死髓牙做牙冠才符合法国社会保险报销标准，不知道是否受该政策影响，法国人才有那么多死髓牙的问题……

　　鉴于给活髓牙做牙冠不能报销，即使是患者无明显自觉症状的浅龋，牙医也会给患牙杀掉神经并安装牙冠。这种做法至今仍然存在。甚至有的牙医会直接对患牙进行失活处理，而患者事前对此毫不知情，仿佛是否"杀死"牙齿是牙医一个人的事情，与患者毫无关系。此外，与高质量根管治疗所耗费的金钱和时间相比，其能够报销的金额低得简直无法想象。同时，牙医的酬金应该翻十倍才能配得上这一高难度的手术。既然如此，也就不会惊讶于95%的根管治疗都没有按部就班地进行。在进行根管治疗时，如果充填不均匀，即充填物没有抵达根尖孔的话，没有充填的部分就会滋生细菌，进

患者的故事

哎哟！

马加利，30 岁，她从 10 岁开始就有"肚子疼"的毛病。医生告诉她，她什么病都没有，肚子疼只是生活压力过大造成的，因此这个毛病伴随了她 20 年。她也一度认为自己总是"对生活感到焦虑"。直到在一次例行牙齿检查中，医生诊断出她的右上第一磨牙（16 号牙）在 20 年前就已经坏死，刚好就在她 10 岁的时候……而且坏死的地方出现了完全无痛的慢性感染。之后，牙体牙髓医生针对感染情况对坏牙进行了根管治疗。让马加利惊喜的是，治疗结束之后，她"肚子疼"的毛病也痊愈了！

保罗，40 岁，是一名马拉松运动员。他曾扭伤过左脚踝，虽然经过治疗已经痊愈，但在过去的三年里，他的左脚踝一直存在间歇性隐痛，无法长时间跑步。整骨医生认为，他的脚踝迟迟无法完全愈合可能是牙齿的原因。保罗的口腔全景片显示，他左上侧切牙（22 号牙）根管充填不足。虽然从全景片上看不出牙齿有受到感染的痕迹，但是如果根管内完全空掉的话，细菌就会"占据"这些空间。保罗接受了根管治疗，在治疗后一年，他就能参加巴黎马拉松比赛了。

帕特里夏，52 岁，是一位母亲，最近抱怨自己头晕。她去看了许多专家，他们把她摇得天旋地转，试图对她的内耳起到一点影响，但无济于事。在一次例行牙齿检查中，口腔全景片显示她左上第二磨牙（27 号牙）受到感染。牙医诊断她的头晕与牙齿感染有关，并对她的牙髓实施了针对性治疗。治疗结束后，帕特里夏的晕眩感完全消失了。

玛丽，32 岁，五年来她一直想生个孩子。她跟她的丈夫都做过检查，两个人都很健康。医生诊断这可能是心理原因导致的。但是一次意外的经历让玛丽发现了真正的原因——在第一次去看心理治疗师的路上，玛丽在吃烤杏仁，结果咬着咬着就把左下第一磨牙（36 号牙）弄断了。她牙疼得厉害，只得取消心理治疗师的预约，跑去看牙医。诊断结果很明确：牙齿断成两半，无法修复，所以必须拔牙。但她的牙医告诉她，这颗牙齿在此之前已经严重受损，而且牙齿断裂不全是烤杏仁的原因。事实上，这颗牙齿已经坏死了，三根牙根中的一根很早以前就长有根尖周囊肿，玛丽早就该给这颗牙齿安装牙冠了。因为这颗牙齿已经失去了牙神经，所以非常脆弱、容易断裂。就这样，这颗牙被拔掉了。后来，玛丽没有再找心理治疗师，因为在拔掉受感染牙齿的两个月后，她怀孕了。

波莱特，68 岁，八年来她一直饱受心动过速的折磨。她做了无数的检查，也接受了心脏手术。一切都很顺利，心动过速已经大大缓解，但在疲劳的时候，还是会时不时复发，而且没有明显的原因。心脏病医生让她去检查牙齿。检查发现，她右上中切牙（11 号牙）已经坏死，牙根末端存在囊肿。由于无法移除牙桥，这个囊肿只能通过手术切除。波莱特现 80 岁，自从切除囊肿后，她再未出现过心动过速的症状。

而形成根尖周囊肿。细菌会在囊肿"安家"，还会对人体进行24小时的毒素轰炸，不断刺激人体免疫系统，使患者抵抗力下降。

全科牙医应该敢于把所有的根管治疗都委托给专科牙医。我之所以说"敢于"，不仅因为我非常尊重我的同事，还因为我知道这种情况很难解释，患者也很难理解。作为治疗医师，我们必须承认自己能力有限，哪怕患者要花费更多的治疗费用，也要把他们委托给最适合他们的医生，只有这样才能最大限度地保证治疗效果。毕竟，当患者真正意识到死髓牙对人体健康的严重威胁时，他们就不会再关心牙体牙髓医生的诊金昂贵与否了。当然，大学也应该培养更多的牙体牙髓医生，最好每个地区都能够配有牙体牙髓医生，不过这就是另一个话题了。

在2020年的今天，现代口腔医学却越来越保守。事实上，依靠牙齿保健是有可能避免进行牙齿失活这种不得已的治疗手段的，但是人们并不重视牙齿保健，也不了解其对口腔健康的重要性，而口腔医学也无法说服社会真正改变对牙齿保健的看法。有时还会听到有人说："牙齿治疗竟然要1000欧元？！"

别担心，在第三部分，我会告诉大家一些关于牙齿保健和身体保健的建议。只需要照着做，就能节省一笔高昂的口腔治疗费用。

在一些情况下，采取盖髓术和牙髓切断术等方法可以避免给牙齿杀神经，这些方法依靠牙髓的再生力来保护被龋齿破坏的牙神经。不过，实施这些方法要遵循非常精确的规则，如果能够遵照指示完成，那治疗结果自然是非常令人欣慰的。自 2019 年起，这些治疗都被纳入了法国医疗保险目录。

有何风险？

对未充分消毒的死髓牙进行分析，就会发现其中含有甲硫醇、硫酸、丙酸、丁酸、腐胺和尸胺。这些毒素和与之相关的细菌都会像通过海绵一样通过牙根尖和牙根的多个微管道，从死髓牙内部扩散到人体其他地方。这些毒素和细菌会进入血液和淋巴循环，进而附着在人体的远端器官上，其中一些毒素甚至会伤害神经。因此，遇到健康问题时，就算没有在口腔全景片上发现感染，也应该考虑死髓牙作为毒素来源的可能性。

针对死髓牙，有两种治疗方案：要么拔掉牙齿，要么让牙体牙髓医生再次进行根管治疗。除此之外，没有其他办法，而且每个临床病例的治疗方案都不一样。同时，在治疗死髓牙时要考虑很多因素：

- 牙齿的健康状况。
- 牙齿周围的牙龈状况。
- 患者对牙齿治疗的积极性。
- 修复或更换牙齿的可能性。
- 患者的健康状况和免疫力。

所有这些因素都需要牙医和医生讨论，只有这样，才能一起找到对你的牙齿和身体健康最有利的治疗方案。

有毒产品和有毒材料

嘴里含有毒素？这怎么可能！有毒产品和有毒材料到底是什么呢？

> 牙科产品是指牙膏、漱口水等用于口腔清洁的产品以及消毒剂等用于口腔治疗的产品。牙科材料是制作充填物和修复体的原料，通常用于修复龋齿、断牙或缺牙。

● 什么是生物相容性

所有的牙科产品都是在生物相容性认证之后，由厂家投放到市面的。但是生物相容性是什么意思呢？如果一种材料不会跟人体环境相互影响，不会破坏后者，也不会扰乱它的功能，是不是就意味着这种材料具有生物相容性呢？是否存在普遍的生物相容性呢？当我们将异物引入有机体时，是否只考虑生物层面的问题就可以了呢？

无论外界刺激是生物方面、生理方

唯一对口腔无毒的材料是牙刷！

面还是情感方面，每个人对它的反应都不相同。当我们看到牙科合金所含材料的安全数据表时，可能会感到背脊一凉，气得牙齿咯咯作响，但是我们别无选择。一些患者因自身疏忽或毫无意识而导致牙齿病情恶化，还有一些患者因为事故或严重疾病导致牙齿受损，在这些情况下，只能采用牙科合金材料进行治疗。每个人都有可能会用到这种合金材料，因此身体要学会适应它们，我们也要帮助身体去适应它们。在牙医使用的一系列产品中，某些产品的人体耐受性比其他产品要好，当然这种耐受性也因个人情况和身体健康状况而异。此外，这种耐受性并不是绝对的，身体今天可以耐受，明天可能就不能耐受了，反之亦然。总之，这是一个非常复杂的话题。毒性是绝对存在的还是相对存在的？人体是能完全承受住毒素还是只能耐受一段时间？每个人的身体耐受程度是一样的吗？当然不是！牙齿治疗用的所有材料都不是中性的，我们会尽量使用毒性最小的材料，但实际上，只有随着时间的推移，结合患者身体的反应，才能推断出是否其能够耐受所选择的产品。再者，虽然现在普遍认为某个产品具有生物相容性，但是几年后，它可能就会出现意想不到的副作用。例如，牙医现在使用的白色复合材料就是这种情况，它被用来代替汞。在使用了 20 年之后，我们发现这些复合材料含有双酚 A 等内分泌干扰物。因此，研究人员就研发出了不含内分泌干扰物的复合材料……但是谁知道这些新产品会不会有其他副作用呢？或许再等 20 年就知道答案了。

在接下来，你会看到一些牙科产品描述，它们并不是为了让你了解健康领域的丑闻，而是旨在帮助你做出选择，以了解牙科产品与你的健康状况之间可能存在的联系。如果你发现治疗陷入了僵局，那不妨换个思路，考虑一下你的疾病是否与牙科材料有关。因此，在阅读后续内容时，请你边看边回想自己的情况并做出判断。你要倾听自己的身体，还要与医生深入沟通。有些医生可以帮你测试出合适的牙科材料，进而找到最适合的治疗方案。

● 复杂的生物系统

首先要知道的是，口腔内的情况很特殊。牙齿治疗的目的通常是替换牙齿缺损的部分。牙齿是人体最坚硬的组织，只有用金刚石牙钻才能对牙釉质造成磨损。牙齿的力量也非常强大，颌骨的力量可以达到 700 千克力每平方厘米，而牙弓又位于舌头和咬肌这两块人体最强壮的肌肉之间，因此，我们在修复患牙的时候，一定要保证"新牙"是非常坚固的。此外，还要知道的是，牙齿生活在一个温暖、潮湿、富含矿物质且充满细菌的环境里。

用于修复患牙的产品必须能够耐得住这种环境。这种环境意味着口腔内的金属会发生腐蚀，"新牙"会断裂，粘胶会失去黏性，材料会受到磨损，关节也会遭到入侵……总之，牙医就像一名建筑师，水、电、管道以及防水都要他来负责！

前面这些内容都是想告诉大家，实验室中的某些材料可能贴上了"生物相容性"的标签，但一旦它们进入口腔，情况就跟我们所希望的完全不一样了。对颌牙会磨损这些材料，如果患者患有磨牙症的话，磨损情况则更为严重。这些材料是腐蚀的源头，还会转变成电池，我们将这种现象称为电化学反应。随后，就会出现意想不到的过敏，进而引发慢性炎症，有些种植体甚至还会起到天线的作用，从而扰乱大脑功能。

最开始的时候，第一批假牙是用金子做的。现今，出于经济原因，越来越多的假牙开始使用镍铬合金或铬钴合金等不那么昂贵的材料。但使用这些金属就意味着要忽略它们在口腔中的电化学腐蚀能力以及镍的高致敏性。事实上，使用金属作为牙科材料存在一个很大的问题，那就是我们的唾液相当于一种电解质，金属与唾液接触就会产生原电池反应。修复体中的金属放出的电磁信号可以起到天线的作用。鉴于我们的身体也是通过电磁信号运作的，这些金属在口腔里发出的信号就会干扰细胞，进而破坏人体生物磁场的平衡以及各器官之间的和谐与稳定。口腔里的金属还会引发电磁波敏感症。有时，为了让这些患者多少能够恢复到正常的生活，医生只得摘除他们口腔里的金属。

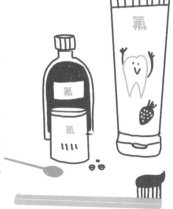

• 什么是氟

2010 年，氟被世界卫生组织列入对环境危害最大的十种物质。2013 年，欧盟也将其列为首要危险物质，世界卫生组织规定了牙科保健方案中的最大安全氟摄入量：儿童 1 毫克 / 日，成人 4 毫克 / 日。但实际上，由于氟无处不在，人们的摄入量往往仍旧超标，例如某些地区的自来水、瓶装水、盐、牙膏、漱口水以及用于牙齿修复的牙科产品，它们都含有微量的氟。因此，控制氟的剂量是一大难题。此外，如果你每天都使用特氟龙不粘锅做饭，或饮用劣质茶，也会摄入氟。劣质茶之所以含有氟，是因为它采用的往往是茶树底部最老的叶子，这些叶子内部已经积攒了大量的氟。如果氟摄入过量，牙齿表面就会出现斑点，我们将其称为氟斑牙，但大多数人可能不知道的是，氟也会影响身体健康。

都是牙膏的错？

安妮-玛丽·缪塞（Anne-Marie Musset）教授指出，80% 的儿童慢性氟中毒都与吞食牙膏有关。然而，我们在刷牙时或多或少都会吞食一点牙膏，哪怕漱口再干净，这也是无法避免的，因为总有一些牙膏会被唾液稀释留在口腔里。除了氟之外，我们还吞下了少量内分泌干扰物，如月桂醇硫酸酯钠、三氯生、二氧化钛、柠檬烯和对羟基苯甲酸丙酯钠等。这些物质不仅会影响我们的健康，还会破坏环境。

早期，铝业工厂不知道如何处理含有氟化物的有毒废料，于是他们就开始资助一些研究人员进行相关研究。20 世纪 40 年代，研究人员发现氟化钠可以防治龋齿。事实上，氟化钠是制造铝时残留下来的物质，是最危险的氟化物之一。它会污染含水层，并且广泛存在于灭鼠药、杀虫剂、麻醉药、安眠药、抗抑郁药（百忧解）、军用毒剂（沙林毒气）以及……牙膏和牙科产品中！

它可以根除世界上最大的祸害之一——龋齿。以前大多数人都对治疗龋齿感到恐惧，而现在，最厉害的毒素变成了牙齿的救世主！就这样，制药业和食品业在几年内就迅速找到了推广氟的新途径，也就是将氟以氟化钠的形式应用到各种日常用品中，如盐、口香糖、牙膏、日常使用的滴剂或药片、牙科材料以及口腔凝胶和漱口水等牙科产品。人们甚至还在自来水中加入氟化物！人类的创造力是无限的……氟的每日摄入途径如此之多，那我们怎么能知道自己每天实际摄入了多少剂量的氟呢？又怎么能知道我们的孩子到底摄入了多少剂量的氟呢？而摄入 200 毫克的氟就足以毒死一个儿童！

虽然氟化物的确能起到一定程度的预防龋齿的作用（至少对儿童来说如此），但要知道的是，龋齿并不是由缺氟引起的。再者，每天摄入的氟就像拐杖一样，会掩盖饮食和生活方式的异常，这与现代医学追求的健康之道完全相悖。事实上，现代医疗看重的是同时治疗症状和病因。

"氟体质" 的人

"氟体质" 的人有其类型学、新陈代谢和其他方面的特征。《医学科目》（*Matière médicale*）对这类人的描述如下：身材矮小或中等身材；身体不对称；柔韧性因韧带松弛而达到了夸张的程度；牙齿经常排列不齐，容易出现早期龋齿；尖腭；脊柱畸形（脊柱侧弯、脊柱后凸）；结缔组织弹性不足；血管系统变形（静脉曲张）；心态时而多变时而稳定，在压力大的时候会焦躁不安、心神不宁；拒绝条条框框，希望不断改变；优柔寡断，行为自相矛盾，在极端情况下甚至患有恐惧症和强迫症。

　　挑战人们对氟的信赖并不容易。2008 年，法国卫生安全和健康产品委员会专家米歇尔·戈尔德贝格（Michel Goldberg）教授呼吁，让医生不要再依赖氟化物。这让大家都感到十分惊讶，因为他本人多年来一直是氟的忠实拥护者，而现在他认为，在医疗中使用氟化物是错误的。医学界开始正式地认识到氟化物对牙齿和骨骼造成的损害，但目前还无法衡量它对身体健康的影响，至于那些一出生就开始接触氟化物的儿童，其认知和情感功能所受到的伤害就更加难以衡量了。

　　如今，已有研究证明，氟会损害大脑功能，不仅会造成行为和学习障碍，还会导致注意力和记忆力退化，甚至有研究表明，它会引起智力下降。此外，研究人员还发现，氟会导致性早熟、碘缺乏和甲状腺功能减退。年轻男性的骨癌也可能与之有关。

氟摄入过量的临床表现

- 牙齿出现白斑、早期龋齿
- 牙齿不齐、尖腭
- 脱钙、早期骨质疏松、牙周病
- 容易扭伤和脱臼
- 脊柱侧弯、脊柱后凸、脊柱过度前凸
- 静脉曲张
- 发育迟缓
- 口腔溃疡反复发作
- 银屑病和皮肤瘙痒
- 容易患淋巴结节
- 肠道问题
- 优柔寡断或容易焦虑
- 强迫症
- 恐惧症
- 甲状腺功能减退、生育能力下降
- 注意力下降、学习困难

在法国，波尔多等地区的饮用水中天然含有丰富的氟化物，其含量已经超过了标准限值。然而，当地民众、牙医和医生都不知道这件事。他们摄入的氟化物已经过量了，慢性氟中毒的患者也越来越多，可是他们还在继续使用含氟牙膏和药片。直到后来，一档电视节目揭露了这一情况，大家才得以知晓真相。然而，最近的一项研究表明，自来水中氟化物含量增加会导致甲状腺疾病患病率增加。研究人员发现，在自来水含氟量较高的地区，甲状腺功能减退症的患病率会比其他地区高出 40%～60%。它会导致人乏力、疲劳、表情呆滞、肌肉痉挛和畏寒。氟过量引起的甲状腺功能减退症多发于女性群体，随着女性年龄增长，发病率也会增加。在 20 世纪 50 年代，人们还曾用氟化物来治疗甲状腺功能亢进！

英国德比大学的保罗·林奇（Paul Lynch）教授和阿拉德哈纳·梅赫拉（Aradhana Mehra）教授一直在跟茶叶问题做斗争。为了英国人的健康，他们必须要这么做！他们发现，茶树的叶子越老、越接近根部，它的含氟量就越高。市面上 60% 的品牌茶中的含氟量超过 4 毫克 / 升，超市售卖的品牌茶的含氟量最高可达 8 毫克 / 升。此外，我们还了解到，许多制造商会在产品中使用氟及其衍化物。例如，一些用来制作衣服或比萨盒的纺织材料中就含有全氟化合物。之后产生的垃圾经处理还存在于水、空气和土壤中，会对人体不利。特氟龙不粘锅则使用了全氟辛酸。研究者在长期使用者的血液里检测出了全氟辛酸，它会导致心脏病、肾癌、睾丸癌

多伦多大学预防牙科系主任哈尔迪·利梅巴克（Hardy Limeback）博士曾大力支持在加拿大推广氟化水，然而他最近表示："3 岁以下的儿童绝对不能使用含氟牙膏，也不能喝氟化水。"他甚至称，自己以前在不知情的情况下"毒害"了儿童。

和甲状腺疾病。此外，全氟辛酸也会进入母乳。在制药方面，氟是某些神经毒物的关键成分，其中包括许多药物，如氟西汀（抗抑郁药）或氟喹诺酮（抗菌药）。氟还可以与氢化可的松结合形成地塞米松，这种成分的抗感染效果要比氢化可的松本身高出十倍。

我不得不承认，在查阅这些跟牙科产品毒性和环境污染有关的研究时，自己有点沮丧。虽然氟化物的危害尚不甚明确，但我从科学研究中所摘录的大部分资料足以能够做出一些假设。氟化物的反对者甚至表示，大众对化学根本一无所知！不过有一点是肯定的，氟化物绝不是单纯能够让你的牙齿变美的补充剂。因此，我想奉劝大家，对于氟化物，不可放弃怀疑态度。

氟是如何对人体和牙齿起作用的呢？

氟是一种卤素，它可以与体内循环的大量物质结合，如果摄入过量就会破坏这些物质的目的地。氟通过与钙、镁等矿物质结合，来防止自身被吸收。它也会与铅或铝等金属结合，防止被其消除。

缺乏钙、镁、维生素 C、维生素 D 或碘的人群一旦摄入过量的氟就会中毒，营养缺乏的情况也会更加严重。摄入氟的方式有很多，如水、牙膏、牙科产品、茶、药片、特氟龙不粘锅等。当代人最缺乏的营养素恰恰就是上面提到的几种……而且这群人还从小就开始摄入各种形式的氟！在牙齿形成过程中，镁会形成基质，钙会与之结合。与此同时，氟扮演了一个艺术家的角色，来维持牙齿结构稳定，这样的话，少量的氟自然就会进入牙齿并变成它的组成成分，进而参与稳定牙釉质的过程。羟基磷灰石需要这些氟离子来保证其结构的一致性和稳定性。天然氟可以通过均衡饮食获取，人体对它的需求量极低，所以不需要额外摄入。氟化盐摄入过量会让牙组织保持在未成熟状态，过量的氟进入正在形成过程中的牙齿，并取代矿物质。因此，由于羟基

磷灰石的矿化程度较低，其矿物质抗酸蚀能力就会增强，这也是为什么氟化牙的抗龋能力会高于正常牙齿。但这种效果是暂时的，因为含氟量过高的羟基磷灰石并不稳定。通常情况下，钙会通过阻止氟"爆炸"来稳定羟基磷灰石，氟"爆炸"具体表现为慢性氟中毒。随着年龄增长与营养缺乏，特别是在压力大的情况下，钙就会流失，等到钙含量不足的时候，它就无法再"压制"氟。这时，氟会较快地恢复其向心过程，导致压力过大的成年人出现慢性氟中毒和"隐藏性"龋齿。

综上所述：

- 氟的第一个影响：它会使牙釉质处于未成熟状态，进而导致牙釉质内部晶体结构不稳定，但从表面上看，人们仍认为氟能保护牙齿不脱矿。

- 氟的第二个影响：它会加速成牙本质细胞（一种构成牙齿组织的细胞）功能退化，进而加速牙齿老化。这一过程发生在牙

齿内部，我们肉眼是看不到的，可见的结果只有慢性氟中毒。如果一个孩子摄入过量的氟，等到成年之后，他／她的牙齿在生活压力较大时会变得非常脆弱。

我们真的需要氟吗？

进入 20 世纪，饮食习惯变化和社会巨变破坏了我们牙齿的平衡，包括：

- 咀嚼减少；
- 营养不均衡、营养缺乏；
- 食用的食物更软、更酸。

正是出于上述这些原因，人们会想象自己需要氟，毕竟吃一颗小药丸总是比改变生活方式容易得多。

● 充填物中的汞

在牙科使用的银汞合金中，汞占 50%，其余 50% 是其他金属成分组成的合金，如银、铜、锡、锌以及另一种含有剧毒的金属——铍。牙齿充填物中含有的汞和其他金属都存在一个问题，即它们不会只停留在充填物中，而是会在人体内四处游走。这些金属从银汞合金中渗漏出来的原因有很多：首先，充填物磨损会引起金属渗漏，这种磨损通常是由咀嚼和磨牙造成的，如果在安装和移除银汞合金充填物时出现牙齿磨损，渗漏情况会更严重。要知道，银汞合金调和好后需要固化 24 小时，在此期间，它并不是很稳定。其次，如果牙医在磨除银汞合金充填物的过程中，好消息：牙科银汞合金充填物中不含铅！此外，如果你想给医生留下深刻印象，那就不要说"汞合金充填物"，而要说"银汞合金"。在法语中，汞合金充填物的单词（plombages）与铅的单词（plomb）词根相同，很容易让人产生误解，它们的名字之所以这么像，主要还是因为二者都是灰黑色的。

没有采取特定预防措施来避免患者咽下含汞粉尘或是吸入汞蒸气的话，也会导致这些金属进入身体。最后，银汞合金表面会发生腐蚀，这使得金属溶于唾液，随后进入人体。

尽管一些权威的牙科机构仍在试图寻找银汞合金与某些患者出现的一系列症状之间的联系，但是汞的毒性已不需再多加证明。银汞合金充填是一个宽泛的话题，引发了越来越多的讨论……在这些混杂的说辞之间，我们早已分不清到底哪个是真，哪个是假。在搜索框中输入"汞与健康"这一关键词条，就可以搜到世界卫生组织发布的文件，建议你仔细阅读，形成自己的看法。研究发现，汞本身对人体来说是没有毒性的，但是当汞在口腔中被微生物和细菌转化成甲基汞后，就变成了一种损害神经系统的有毒物质。甲基汞不会残留在血液里，它只存在于我们刚刚摄入或即将排出的物质中，因此血检报告无法显示出体内是否汞中毒。甲基汞会快速地与组织中的受体结合，而这些受体本应与矿物质结合，因此矿物质和甲基汞形成了一种竞争关系，这会加剧人体矿物质缺乏的情况。研究发现，大脑是这些金属首选的结合部位，然而它们也会与全身的细胞进行结合。甲基汞和其他金属（通常被称为"重金属"，但实际上它们本身不重）一样，都会阻碍矿物质及维生素与相应受体结合，使人体或多或少地出现维生素或矿物质缺乏的状况。研究还发现，甲基汞与神经细胞的结合会阻碍神经冲动的正常传播。医学上把水银中毒称为汞中毒。多年来，人们一直将其归因于各种外部工业因素，却拒绝将其与牙科材料中的汞联系起来。

2019 年，法国新条文规定，禁止牙医使用银汞合金为 15 岁以下的儿童及孕妇补牙，后者是因为汞会越过胎盘进入胎儿的大脑，从而对其造成伤害。此外，汞还会影响儿童的神经系统，造成神经反应迟缓和痉挛，进而导致记忆力下降、听觉丧失、震颤、头痛、疲劳以及注意力不集中等问题。刚刚提及的这些只是几种最常见的症状，还有一部分学者已经开始研究自闭症和汞中毒之间的联系。

如今，虽然我们能够感受到牙科治疗有停止使用含汞材料或其他金属材料的趋势，但是官方针对去除银汞合金充填物时应采取的预防措施尚未提出建议，而这恰恰是我们需要多加注意的地方。没有采取预防措施就去除银汞合金充填物，对人体造成的危害更甚于让它们留在口腔里！因为前者会让更多的汞进入人体，而且在治疗结束的几天后往往会出现健康问题，如肌肉酸痛、关节疼痛、失眠、长期疲劳、头晕、头痛、记忆力下降以及注意力难以集中等。这时，医生由于不了解病因可能会无从下手，但他们又想让患者安心，于是，他们就会给患者开具抗抑郁药，或是将病情误诊成过度换气综合征、纤维肌痛、多发性硬化症以及莱姆病……总而言之，大量进入人体的汞就像压死骆驼的最后一根稻草，导致本就极度衰弱的身体更是出现问题。幸运的是，并不是所有人都会因没有安全去除银汞合金充填物而出现健康问题，这也证明了人体具有一定的抵抗力和排毒能力。早在 20 世纪 60 年代，巴西牙医奥林匹奥·平托（Olympio Pinto）就曾提醒过从业人员，要注意银汞合金充填物的毒性。

2015 年，法国新兴及新确定健康风险科学委员会指出，银汞合金充填物是有效且无害的，但仍不建议对儿童和孕妇使用，因为毕竟其也不是完全无害。法国国家牙医委员会、法国牙医协会以及法国国家医药和保健产品安全局对此也持同样说法。的确，无论是从经济角度还是从政治角度来看，让官方宣布医保目录内的产品含有毒性存在一定难度，从逻辑上讲，医保应该报销替代产品的费用。再者，由于缺乏相关信息和培训，目前大多数牙医都难以保证去除银汞合金充填物这一操作的安全性，更何况，现今的技术和替代材料也无法保证是绝对安全的。不过，2012 年银汞合金充填物的销量下降了 38%，这是一个好消息！牙科从业人员也先于官方做出行动，采取了一种更好的解决办法，即在不造成医疗丑闻的前提下，由患者承担部分治疗费用，再由牙医逐步去除患者口腔内的充填物。按理说，我们不能一律禁止使用水银温度计，用集装箱回收含汞电池和灯泡也并不现实，也不能在去除银汞合金治疗时没有采取任何安全措施就强迫牙医给吸引器装上银汞合金分离器。为了保护环境，法国环境部已经采取了一系列措施来相对禁止汞的使用，而卫生部却迟迟没有动作。

如果使用了银汞合金充填物，患者的口腔里会发生什么呢？

一般来说，银汞合金充填完毕后，至少需要 24 小时才能完全固化，那么在这 24 小时中，充填物表面的汞和其他金属会溶于唾液，进而被吞进体内。以重量为标准，这种情况下汞的摄入量是极大的，已经可以以毫克来计算了！在这一阶段，即使是摄入微量的银汞合金充填物，其剂量也远远超过了成人的可摄入量，即 1.6 微克/千克（体重）。在银汞合金完全固化后，其中的金属仍有机会逸出。一方面，充填物会因咀嚼出现自然磨损；另一方面，对于那些会磨牙或者喜欢嚼口香糖的人而言，他们口中的充填物可能会出现过早磨损的情况。不管是哪一种情况，磨损掉的充填物都会被咽下去，其中含有的金属也随之进入人体。另外，在吃东西和喝热饮的时候，口腔内温度升高也会导致充填物中的金属逸出。补牙 20 年后，充填物中的汞含量与最初相比，只剩下了 50%，其余 50% 都进入了人体。患者口腔中多种金属发生的电化学反应会促进这些金属溶于唾液之中，其中就包括汞。

液态汞是汞毒性最小时的形态，然而，汞蒸气的浓度较高且超过 39℃时会持续挥发，毒性很强。哪怕是稍微喝一点热饮，

其温度也足以使充填物的汞蒸气逸出，进而通过口呼吸直接进入肺中。甲基汞是有机汞的一种，也是汞毒性最大的形态（其致死量为 1 克）。银汞合金的降解不会释放出有机汞，但是无论是在充填物出现磨损时，还是在等待固化的 24 小时内，又或是在牙医磨碎充填物以将其去除时，汞一旦逸出，就会与牙周袋和肠道里的厌氧菌相互作用，进而转化成甲基汞。汞被人吞服后，要么随粪便排出，要么就残留在人体中，进而引起汞中毒，具体是哪种结果还要取决于每个人排泄器官的健康状况。研究还发现，汞单质经吞咽可能会滞留在阑尾中，长此以往，它同样有可能产生少量的甲基汞，甲基汞具有毒性和生物累积性。一些研究将含有放射性汞的汞合金放进羊和猴子体内，结果表明，汞会快速地进入肾、大脑、肠屏障、肝以及颌骨组织，这也说明了汞、铝、钙等重金属与阿尔茨海默病、帕金森病、多发性硬化症、慢性震颤、失忆症、纤维肌痛以及莱姆病等多种疾病之间的相关性。研究还发现，在吸入、摄食和经皮肤接触各种汞化合物后，患者会出现神经系统疾病和行为障碍，如震颤、失眠、失忆症、神经肌肉受到影响、头痛、运动和认知功能障碍。2015 年，美国西雅图的研究者发现，使用汞合金材料进行补牙的儿童出现了部分能力下降的情况，具体表现为：空间视觉敏锐度减弱、学习能力下降和记忆力衰退。此外，儿童的注意力和运动功能也会受到影响。

汞中毒的症状

汞中毒通常表现为长期疲劳、无力，如果患者没有被安全去除银汞合金充填物的话，那几天后，他们就会感到疲劳。此外，遇到以下几种情况时，也应该考虑汞中毒的可能性。

- 抑郁、焦虑、恐慌。
- 夜晚尿频、尿急。
- 手脚冰凉。
- 失忆症、失眠。
- 生育能力下降。
- 便秘。
- 易怒。
- 面部肌肉抽搐。
- 腿抽筋、慢性震颤。
- 耳鸣。
- 口腔有金属味。
- 有自杀的想法。
- 帕金森病、阿尔茨海默病、多发性硬化症、纤维肌痛。
- 自闭症，小儿多动症。

由于汞中毒症状多种多样，牙医应多关注患者的口腔健康状况。这能够相对帮助节省公共卫生开支、促进患者康复。汞中毒并非全是由牙齿治疗造成的，但是后者是问题链的一个重要环节，原则上应该尽可能减少人体与汞的接触。为了实现这一目标，所有的牙医都应该研究安全去除银汞合金充填物的治疗方案。话虽如此，系统地去除所有银汞合金充填物并不总是最好的办法。事实上，每次去除银汞合金，都会对牙神经造成伤害，导致牙齿寿命缩短。在去除了银汞合金并将其替换成不含汞的其他材料后，牙齿在很长一段时间内都会变得极度敏感，甚至不得不杀掉神经。我们已经了解到，牙髓的活性是很珍贵的。杀神经对人体造成的伤害要比汞中毒大得多。

如果不是患有严重疾病或是出现中毒症状，一般不建议去除状态良好的银汞合金充填物。但是，如果遇到龋齿、磨损等情况，而不得不去除银汞合金充填物的话，也不建议一次性全部去除或者在间隔很短的时间内分次去除。对于免疫力低下的患者，只有在抵抗力增强之后才可以进行去除治疗，而且最好每个月只去除一个充填物或者去除多个小块充填物。充填物的去除频率应根据充填物的大小、电化学反应以及患者的健康状况来决定。

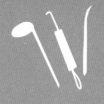

安全去除牙科银汞合金

去除银汞合金充填物是事关患者身体健康的关键一步，在此过程中，要防止患者吸入或摄入汞。事实上，在磨除银汞合金充填物的过程中会产生汞蒸气和含汞粉尘，其剂量要比人体正常可摄入量高出 200 多倍。格拉斯哥大学在 180 家牙医诊所进行了一项研究，结果表明，过去 20 多年中，尽管预防汞中毒的卫生条件已经持续改善，但仍旧有 70% 的牙科诊所使用的汞浓度超过了安全标准。也就是说，牙医及其助手一年有 200 多天都要"沐浴"在这种"汞化"的环境里。

无论是医护人员还是患者，在去除银汞合金充填物时都要采取一定的安全预防措施，这很重要。以下是一些注意事项。

● 患者应在鼻子和眼部佩戴活性炭防护面罩。

● 汞分子可以渗透乳胶手套，因此在去除充填物时，医生应佩戴丁腈手套。但丁腈手套并不是最好的保护措施，理由如下。

即便牙齿周围的密封做到完美，但是医生戴上丁腈手套后就会很难进行操作。银汞合金粉尘会渗入牙齿和手套间的缝隙中，患者可能不知不觉就摄入了汞。

在使用手套时，很难放置一种定位清理的吸头装置。这一装置专门用于去除银汞合金充填物，使用时需要将其固定在吸引器上，在患牙周围形成一个迷你支架。虽然这个装置的密封性也不够完美，但事实证明它在防止汞飞溅方面要比手套更有效一些。

● 手套、吸头装置和止唾液棉卷组合使用，能够对医护人员和患者起到最佳的保护作用。实验表明，当牙医采用这一安全措施去除银汞合金充填物时，牙科诊所空气中的汞含量会有所降低，该结果证明了上述组合的有效性。

● 此外，想提高防护等级的患者可以购买防护服，以包裹住自己的头部、手部和脚部。

　　这种"安全去除银汞合金充填物"的方法需要大量的准备时间和昂贵的设备，但是它能够切切实实地保护患者的健康。而且，这种方法也有利于节省公共卫生开支和保险开支。目前，这种治疗方法的费用都是由患者自行承担，无法报销，而且具体的医治费用由每个医生自行决定。

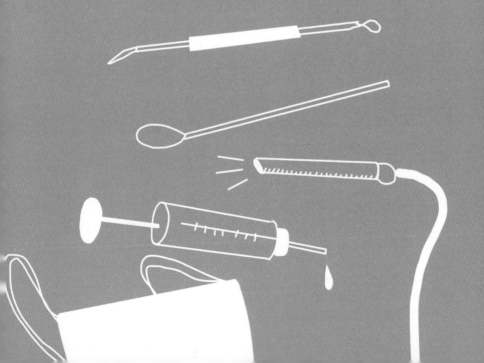

识别汞中毒的迹象

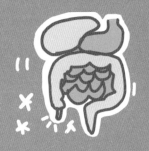

消化问题：口腔中的金属被吞下后会残留在阑尾中，而这些被吞下的金属大部分都是因没有安全去除银汞合金充填物而逸出的汞。此外，它们还会增加肠道通透性，使消化酶失去活性。人体内能够消化麸质和乳制品的酶本就非常少，而这些酶在重金属的作用下很快就会失活。

神经系统受损：重金属喜欢脂肪，通常附着在大脑、中枢神经系统和周围神经系统的神经细胞脂肪上。这会导致手部和背部疼痛、记忆力下降、注意力不集中、情绪不稳定、无故抑郁和性欲下降，有时还会让患者产生一种难以形容的"雾蒙蒙"之感。

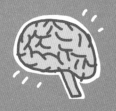

化学物质过敏症和电磁波敏感症：大脑中的晶体似乎与人体磁性有关。我们周围有各种各样的磁场，在重金属存在的情况下，大脑会变成这些磁场的天线。此外，当几颗上牙被替换成钛合金种植体并朝向脑垂体时，后者也会变成周围磁场的天线。这会造成头部升温，出现所谓的"雾蒙蒙"的感

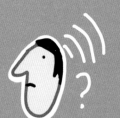

觉。化学物质过敏症对人体危害很大。除上述症状外，化学物质过敏症患者还无法忍受各种气味，香水和生活用品的气味都不行。而电磁波敏感症患者则会拼命寻找一个远离电磁波的角落生活，他们通常会独居在乡下。电磁波敏感症是很难痊愈的。

自闭症：越来越多的证据表明，孩子自闭症与母亲重金属中毒之间存在相关性。最早提出这一观点的是斯科鲁普卡博士（Skorupka）所在的阿里亚纳协会（暂译名，Association Ariane）。研究表明，应该禁止孕妇在没有安全预防措施的情况下被去除银汞合金充填物，因为孕妇摄入的汞尘和汞蒸气会穿过胎盘屏障，对胎儿造成一定伤害。此外，我们还发现

自闭症患者无法自然排解重金属，为此，他们需要通过重金属螯合排毒疗法排出体内重金属，然而这一治疗容易诱发自闭症。

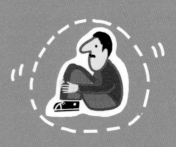

纤维肌痛、过度换气综合征、帕金森病和多发性硬化症：这些疾病的病因多种多样，所有消化系统和（或）神经系统疾病以及疼痛都可以通过相关的治疗来缓解。

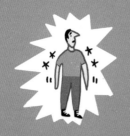

心血管疾病、肿瘤、阿尔茨海默病和自主神经系统疾病：其都与重金属污染有关。后者会加速人体衰老、缩短寿命。一般来说，汞、铝、镉等重金属中毒是无法避免的，因为我们总是会或多或少地接触到这类污染。我们的身体可以自我排毒，但它仍旧需要一定帮助。

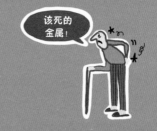

该死的金属！

如何治疗汞中毒？

我们不可能对所有的患者都给予同样的治疗。有些产品的功效很强，人体会对排泄器官的刺激产生反应。如果你已经重金属中毒，或是你认为自己可能重金属中毒了，那么以下几个建议可以为你提供参考。

① 停止食用牛奶和麸质，重金属中毒的症状就会减轻。

② 重金属是超氧化物，会加速身体组织细胞的氧化衰老，因此，需要摄入大量的抗氧化剂。

③ 重金属与矿物质是竞争关系，二者中最先到达代谢型受体的会附着在其上，因此，必须要多摄入矿物质和维生素。

④ 必须通过刺激肝脏、治疗肠道通透性和稳固肠道菌群，来帮助身体排毒，具体方法还要取决于你自身的选择。

⑤ 重金属一旦被肝脏送到肠道，就要避免其被肠道重新吸收。因此，肠道中必须有足够的纤维，比如车前子纤维。这些纤维可以黏住重金属，与其一同在肠道中海绵化，最后通过粪便排出体内。

⑥ 最后，只有遵循了前几个步骤后，才可以服用重金属排异产品，比如小球藻、熊蒜或芫荽等螯合剂。当然，如果有必要的话，也需要去除银汞合金充填物。

使用螯合剂后，病情恶化的迹象不应超过两三天。否则，要紧急停止螯合，以免病情迅速恶化。坚持上述步骤是成功和健康的关键。

• 你对镍过敏吗

镍和铬组成的合金是牙科治疗中最常用的一种合金材料。毒理学研究表明，镍可能会导致癌症和皮肤过敏。

大多数假牙都是用镍铬合金制成的。大家可能认为，市面上一些白色牙冠是纯陶瓷制成的，但其实陶瓷下面还有一层金属，而大多数情况下，这种金属都为镍铬合金。符合"医疗费用全报销"[1]条件的牙冠就是这一种。

在法国，对镍过敏的人占总人口的 10%，对镍不耐受的人占总人口的 40%。这些人的牙龈上会出现一圈炎症。这种炎症会持续存在，无论是仔细刷牙，还是使用消炎抗菌漱口水，都无法让炎症消退。它其实是一种过敏性牙龈炎。如果你的口腔中有过敏原存在，那你的身体状况欠佳是正常的，千万不要惊讶！你的免疫系统会 24 小时持续受到刺激，这样下去，几年后就会出现免疫力衰竭的情况，进而导致各种严重或不那么严重的疾病。

如何判断自己是否对镍过敏？

如果佩戴劣质耳环会引起耳垂感染……那么恭喜你！这说明你对镍过敏。同理，如果你的项链、手表链或牛仔裤扣子导致了自身局部感染，那也说明你对镍过敏。除此之外，你还可以找专治过

1　法语原文为 reste à charge zéro（RAC0），是法国于 2018 年起逐步实施的一项医疗改革，旨在实现法国社会保险和医疗互助保险报销 100% 医疗费用。

敏的医生做皮试。含镍牙冠也会引起牙龈感染。如果是耳环引起感染，你还能把它摘下来，但如果是牙冠引起感染，你不得不继续佩戴牙冠好多年……

除了会引起不耐受或过敏反应外，镍还跟口腔中其他金属一样都会造成所谓的电化学反应，具体机制如下：牙齿修复体中的金属和口腔活组织之间会产生电位差（以微安和毫伏为单位），这一电位差不能超过细胞膜表面的电位差，也就是 6 微安和 60 毫伏。一旦超过，人体就会无法承受。这种电位差是离子交换的必要条件，离子交换可以使细胞正常发挥功能。如果细胞承受的电场高于这个标准，那么细胞膜层面的细胞交换就会受到干扰，从而引起级联反应，而级联反应本身会促进相关细胞发生各种病变。这些病变往往是局部的，比如口腔溃疡、念珠菌病、扁平苔藓、牙龈炎，而如果口腔存在大量牙菌斑和牙结石的话，这些病变还会导致牙周病恶化。这些干扰性电场也会向体内的远端器官发送炎症信号，诱导远端器官做出反应。镍与口腔中其他具有腐蚀性的金属一样，有三重毒性：

- 电场会引起炎症反应。
- 汞或铝等具有毒性作用的离子释放，导致人体重金属中毒。
- 过敏反应会永久性地刺激免疫系统，导致其衰竭。

法语中为什么用 "镍" 表示 "干净"？[1]

20世纪初，军方武器的枪管都是银白色的，既光滑又有光泽，军人平时也会不断擦拭它以保持干净。而经过精心擦拭的镍会闪闪发光，给人一种干净的印象，因此二者就被联系到了一起。但是在口腔中，由于存在腐蚀现象，含镍牙冠无法长久保持光泽。谈起镍，我们还会想到水龙头。我们都知道水龙头是用黄铜制成的，上面镀了层镍，在镍之上又镀了层铬，后者也会给人一种锃亮的感觉，所以法语里也会用"镍铬合金"来表示"干净"。具体选用哪种表达可能还要取决于说话者是军人还是水电工吧！不过，铬在口腔中的抗腐蚀性并不好……

那该怎么办呢？

要知道，不是所有接触反应都会引起过敏，有些只会造成一定刺激。最常见的刺激物是洗浴用品中添加的表面活性剂，例如牙膏中的月桂醇硫酸酯钠和三氯生。它们不仅会导致口腔溃疡反复发作，还会导致舌头出现不舒服的烧灼感，但它们不会引起过敏。刺激物或长期接触镍引发的鸡尾酒效应，使得原本单纯的镍不耐受症可能恶化，进而变成真正的过敏。镍、铬、钴的组合很容易引起人体过敏，使用镍铬合金牙冠的患者就深受其害，这种合金会昼夜不停地刺激他们的免疫系统。此外，在替换缺牙时，医生也会选用钴铬合金制成的牙冠、可摘义齿和金属铸造支架式

1　法语中 "nickel" 原意为 "镍"，引申义为 "干净的"。——译者注

义齿。有时，患者不得不摘除所有含镍的义齿。但一般在进行这种治疗之前，医生都会对其进行镍过敏试验——如果结果呈阳性，那么只建议患者避免接触含有过敏原的产品。因此，对于过敏，唯一的解决办法就是摘除所有含镍的义齿，其中包括钛合金种植体，因为一些钛合金种植体含有大量的镍。要知道，这一切并非是无关痛痒的。在有关镍过敏的科学文献中，几乎没有文章提及修复体中的镍。因此，有些患者一直生病而不得愈，直到其临终前，都没有医生会想到患者的病可能与他们口中的镍有关……

此外，镍还是一种重要的食物过敏原。人类每天正常饮食可摄入 0.3～0.6 毫克的镍，其中只有 5%～10% 会被消除。富含镍的食物包括可可、鲱鱼、牡蛎、各种蔬菜（菠菜、四季豆、洋葱、豌豆、西红柿）、人造黄油和蛋黄酱、梨、茶叶、咖啡、胡椒、苹果、大黄、葡萄酒、醋等。此外，如果使用所谓的"不锈钢"锅来烹调食物，也会导致食物中的镍含量增多。

现在想必你已经明白了，如果你对镍过敏，那么很可能一生中的很大一部分时间要么在生病中度过，要么就会因被剥夺了许多快乐而沮丧……

• 你的口腔里还有其他金属吗

牙科合金中还含有铍。铍有致癌作用，它引起的癌症通常发生在肺部。摄入铍也会对人体造成伤害，它会引起皮肤刺激或过敏。而口腔黏膜炎通常会导致免疫系统衰竭。

经证实，钴会引起过敏、哮喘和呼吸困难。铬钴合金是可摘义齿和牙冠的主要成分，它可以代替镍铬合金，不论是金属铸冠还是金属烤瓷冠都含有铬钴合金。

至于钛，据我们了解，大多数种植体使用的钛并不是纯钛，其中含有镍和铝。种植体有 5 个不同的等级，1 级含 99.8% 的钛，而 5 级只含 70% 的钛，其余 30% 的成分是铝、镍、铁和铜。种植体植入后出现过敏或慢性炎症的情况很常见，这种炎症叫作种植体周围炎。如果它持续存在的话，一段时间后种植体就会出现排异反应。就像前文解释过的那样，牙科治疗使用的所有金属合金都会在口腔里发生腐蚀，一些金属残留物会被唾液带走，最后要么被排出体外，要么便储存在人体器官里。经西班牙巴塞罗那学院生物材料系的团队证实，钛在口腔中也会发生腐蚀，而且鉴于钛合金是由非贵重金属组成的，其腐蚀情况甚至会更严重。通过电流表可以观察到种植体和口腔黏膜之间的巨大电位差，其具体数值超过 20 微安和 200 毫伏，而细胞膜正常的电位差为 6 微安和 60 毫伏。

正因为如此，牙科领域开始关注氧化锆种植体。20 世纪 70 年代，瑞士的萨米·桑德豪斯（Sami Sandhaus）教授就进行了相关的实验。虽然他本人很少受到媒体关注，但可以说他是开拓氧化锆种植体的先驱者。他的无数次失败为我们今天成功使用氧化锆种植体奠定了基础。如今，无论是在物理层面，还是在生物层面，氧化锆种植体都取得了巨大成功，而且在免疫层面，这一成功尤为明显。氧化锆种植体既没有导热性，也没有导电性。有些人怀疑它具有放射性，但科学研究已经澄清了这一观点。氧化锆要比钛更坚硬、更耐腐蚀且更耐用，而从骨结合层面来看，二者的效果是一样的。此外，牙菌斑不容易附着在氧化锆上。从临床来看，使用氧化锆种植体修复牙龈的效果会比使用钛合金更美观。而且氧化锆种植体不会在口腔内产生电场。桑德豪斯教授不仅提及了氧化锆的生物相容性，还强调了它的免疫相容性。未来，时间会证明他的观点是否正确。

总之，我可以很肯定地告诉大家，重金属或牙科材料对健康造成的影响往往难以评估。通过 Melissa 检测或 Oligoscan 检测等方法，我们可以了解到人体内的重金属含量，但是并不知道其中有多少是来自牙齿。用简单的电流表和电压表进行口腔电化学反应测试，可以迅速检测出口腔中是否存在电场。虽然现代口腔医学正努力实现无金属牙科治疗，但出于经济原因，还远远不能为所有患者提供这种服务。因此，我们更应该注意保护自己的牙齿健康。

• 牙齿中的内分泌干扰物

内分泌干扰物开始成为杂志和健康养生网站的热门话题。虽然它似乎比汞和氟听起来更难以理解、更不为大众所熟知，但它还是迅速引起了医学界对其毒性的关注。许多科学家已经对此进行了研究，接下来让我们了解一下迄今为止的研究成果。

什么是内分泌干扰物？

它是一种化学物质，分为天然和人工合成两大类。其特殊性在于，当它进入人体后，它会冒充人体的一种激素，从而改变人体的生理功能。顾名思义，内分泌干扰物会扰乱我们的激素系统。它会通过附着在受体上来替代人体天然激素，进而模仿、阻止或改变发送到我们器官的激素量。它还会阻碍重要化学信息的传递，进而以影响细胞的发育。因此，它对正在成长的胎儿、婴儿和儿童造成的影响都是不可逆的。目前已发现约 15 万种内分泌干扰物，它们可以作用于 48 种不同的受体！

内分泌干扰物是如何发挥作用的呢？

　　内分泌干扰物挑战了帕拉塞尔苏斯（Paracelsus）在 16 世纪提出的经典毒理学原则——剂量决定毒性。根据这一原则，当一种物质在人体内的剂量超过了人体可以接受的安全摄入量时，这一物质就被认为是有害的，并且摄入的剂量越大，毒性越强。

　　但实际上，内分泌干扰物在低剂量时产生的影响会高于高剂量。正如法国内分泌学会的费尼谢尔（Fenichel）博士所说，对于内分泌干扰物而言，从子宫内阶段到青春期，更多体现出来的是"时长决定毒性"。长期接触极低剂量的内分泌干扰物所产生的毒性要比短期内接触大剂量的大得多。此外，内分泌干扰物经过混合，毒性会成倍增加。这就是鸡尾酒效应，法国国家健康与医学研究院的威廉·布尔盖（William Bourguet）称："我们观察到的结果不是 1+1=2，而是 1+1=50。"更令人不安的是，把人体内的内分泌干扰物分开来算的话，各自的剂量都是对人体无害的，但是一旦混合起来就会产生很大的毒性：0+0+0+0+0+0=6！

结合人类肝细胞的体外实验，研究人员通过计算机建模，对40 种化学品进行两两测试，共测试了 780 种组合。由此得出，内分泌干扰物是"合则成毒"。最后，科学研究还表明，通过表观遗传学机制，内分泌干扰物可能会影响几代人。

它们是谁？它们在哪里？

❶ 双酚A：它存在于小家电、眼镜、CD 等聚碳酸酯塑料中，存在于罐头盒、易拉罐及其盖子内壁使用的环氧树脂清漆中，存在于水管、食物储存桶和葡萄酒桶中，还存在于收据（法国 2016 年 10 月开始禁止使用含有双酚 A 的收据）和牙医使用的某些牙科复合材料中。得益于法国环境健康网络协会的坚决抵制行动，法国自 2011 年1 月起禁止生产含双酚 A 的婴儿奶瓶。2012 年 12 月24 日出台的法律规定，自 2015 年 1 月起，暂停制造、进口、出口和销售任何含有双酚 A 的食品包装材料、容器和器皿。然而大家的橱柜里都有塑料饭盒，我们常常用它来装野餐的食物，或是用它装剩菜剩饭再放进冰箱！至于欧盟委员会，它并没有像法国这样直接对含有内分泌干扰物的产品下达禁令，它只是提出了一些使用的注意事项。

❷ 邻苯二甲酸酯：它是一种增塑剂，被广泛用于电缆、室内地面铺设、墙面、家具、小工具等 PVC 软质制品中，也被用于香水、口红、指甲油、面霜等化妆品中。此外，药品和医疗器械等保健和医疗产品中也有它的身影。邻

苯二甲酸酯会扰乱睾酮（男性激素）。它的毒性要比双酚A高得多，但卫生部门还是选择先对双酚A下手，不过这总算是迈出了第一步。但是现在制造商面临着巨大的经济和技术挑战，主要是因为，后者到目前为止还没有找到既安全又可靠的替代品。可以说我们虽然迈出了第一步，但未来还有很漫长的路要走。

❸ **对羟基苯甲酯**：它具有抗细菌和抗真菌的作用，是一种非常常见的防腐剂，一旦接触皮肤，它就会透过皮肤渗入人体。对羟基苯甲酯被广泛添加在药品、饮料和食品中，市面上80%以上的化妆品、牙膏和漱口水都含有这种防腐剂。

❹ **全氟化合物**：它被广泛用于防污防水涂料中，地毯、沙发、防水透气的纺织品和服装都使用这一材料而制成。在食品领域，全氟化合物被用于一次性纸盒餐具以及不粘锅和厨房用具的防粘涂层中。因此，如果长期使用这些产品，全氟化合物就会进入人体血液中，并持续存在多年。它会积聚在脂肪里，人体很难将其清除，而且减肥也会变得很困难。

❺ **农药**：欧盟批准使用的农药活性物质有350种，其中有40种是内分泌干扰物，目前已经在日常食物中检测出了其中的30种。据估计，50%的食物中都有农药残留，我们的餐盘平均每天要接触20多种农药类内分泌干扰物。

❻ **那黄豆呢？**事实上，不论黄豆转基因与否，只要它还未

发酵就含有植物雌激素。许多产品中都含有黄豆，对某些素食主义者而言，它还是一种主食。

上面列举的这些还不是全部……就牙科领域而言，以下几项也含有内分泌干扰物。

- **有治疗功效的牙膏和漱口水**，甚至包括某些所谓的"天然"牙膏（含有月桂醇硫酸酯钠、三氯生和二氧化钛）。

- **塑料牙刷**也可能含有内分泌干扰物，但这一点仍未得到证实。

- **某些印模材料。**

- **大部分假牙黏合剂。**

- **某些复合材料**，以及含有这些复合材料的注射器和胶囊的塑料部分，此外还有用于儿童牙齿的预防性树脂充填物。1996 年，波士顿大学牙科学院实验室的研究人员首次在复合材料中发现了双酚 A。

内分泌干扰物会造成什么影响呢？

经多方证实，内分泌干扰物的确会对人体造成一定影响。现代慢性疾病的空前发展可能与之有莫大的关系。它对人体造成的影响不会马上显现出来，往往要等到直接接触痕迹消失后才会发现。

❶ 双酚 A 不仅会增加糖尿病、心血管疾病、行为障碍的发病率，还会增加不孕的风险。对女性而言，双酚 A 会导致性早熟；对于男性而言，双酚 A 会减少精子数量、增

加性功能障碍发病率。

❷ 邻苯二甲酸酯会导致男胎女性化，还会引起生殖系统疾病、肥胖、乳腺癌和睾丸癌。

❸ 对羟基苯甲酸酯会扰乱雌激素、雄激素以及甲状腺激素等的正常功能，还可能导致生育能力下降，影响人体新陈代谢。

❹ 全氟化合物会导致肥胖、生殖能力下降、行为障碍和免疫力下降。

❺ 农药会导致接触者的后代出现生殖障碍和行为障碍，比如咪酰胺产品。

❻ 即使是把内分泌干扰物的剂量控制在人体可耐受范围内，其鸡尾酒效应也会导致男胎女性化。如今，激素依赖性癌症（乳腺癌、前列腺癌、直肠癌）、小儿多动症、肥胖、早期糖尿病以及男性生育能力下降都被证实与内分泌干扰物有关。此外，内分泌干扰物还会诱发神经系统疾病。对澳大利亚的一所学校进行了一项实验，结果表明：如果只让孩子食用新鲜的有机食物，不让他们食用加工食品，也不让他们接触任何内分泌干扰物，两周后，他们的多动症就会大大缓解。这个实验被拍成了一部纪录片，整部片子让人感到不安，却又充满希望。近期研究表明，人体摄入内分泌干扰物过多，会引发甲状腺疾病和先天性畸形。

在牙科领域，双酚 A、多氯联苯和二噁英等内分泌干扰物与磨牙-切牙釉质矿化不全存在直接联系。2016 年，15%～18% 的 6～9 岁儿童都患有这一疾病。更糟糕的是，液态复合材料中的双酚 A、汞合金中的汞以及牙膏中的三氯生和二氧化钛都会破坏牙釉质，而我们竟然还要用含有内分泌干扰物的产品去治疗这些遭内分泌干扰物破坏的牙齿！

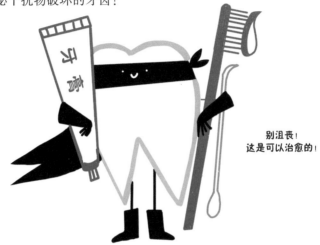

别沮丧！
这是可以治愈的！

　　这一切都鼓励社会要更加努力地制定创新性的保健方案，推广对我们健康真正有益的生活方式。多年来，我们一直认为汞和氟具有毒性，但并未给出证据，而现在我们发现并理解了它们是内分泌干扰物后，它们的毒性终于得到了认可，并且会产生鸡尾酒效应。

如何预防内分泌干扰物
对我们造成影响

想要保护自己不受内分泌干扰物的影响，最好的办法就是避开它们！为了我们和后代的健康，在有关条例生效之前，我们自己必须要先行动起来。那要怎么做呢？

 我们要从吃新鲜的、没有经过加工的绿色有机食品开始做起。

 首选玻璃包装食品，避免选用罐头、易拉罐和塑料瓶装的食品。

 使用钢、不锈钢、玻璃、粗陶、搪瓷铸铁、铁或陶瓷材质的厨具。拒绝在烹饪时使用铝、特氟龙、塑料薄膜和铝箔材质的产品。

 选择环保的家居用品和消毒剂。

 定期对家庭和工作场所进行通风和除尘。

 优先选择健康的材料，不建议选择绒头地毯以及用合成纤维、刨花板、聚苯乙烯和塑料制成的地板。

 请勿在卧室内摆放电子设备。

 请勿在家中喷洒香水或使用气雾剂。

 定期洗手，避免使用纸巾，因为它们通常都是用二噁英漂白的。

 避免穿着由回收塑料瓶制成的衣服，因为这些塑料瓶中含有双酚 A。

 在生活中用玻璃盒代替塑料盒。

优先选择木质玩具或是用未经处理的织物制成的玩具。

 杜绝"绿色洗涤"产品，这类产品的包装和"100% 纯天然"的宣传语都是骗人的。

 避免在怀孕和哺乳期间使用化妆品和香水。

 优先选择有机化妆品。

 过了母乳喂养阶段后，建议为宝宝选择玻璃奶瓶和银勺子（或不锈钢勺子），请勿选用塑料勺子。

就牙科领域而言：

建议选择不含对羟基苯甲酸酯、月桂醇硫酸酯钠、三氯生、二氧化钛和氟的天然漱口水和牙膏。氟化物也属于内分泌干扰物。磨牙-切牙釉质矿化不全患者的牙釉质损伤可归因于内分泌干扰物，其损伤与慢性氟中毒症状相似。2016 年 6 月，在法国参议院举行的"内分泌干扰物日"上，与会的研究人员将氟和汞纳入了内分泌干扰物名单。

最后，要爱护自己的牙齿，预防龋齿，以避免进行牙科治疗。因为目前市场上还没有完美的生物相容性产品。

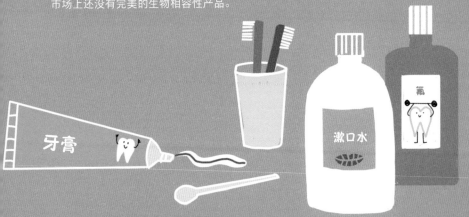

你的牙齿咬合平衡吗

牙齿咬合指的是上颌骨与下颌骨的牙齿相互咬合的方式。在法语单词中，"牙齿咬合"与"肠梗阻"词形相同[1]，但是肠梗阻属于病理，而牙齿咬合并不属于病理。每个人都有自己的牙齿咬合方式，一般分为两种，咬合平衡或咬合失衡。

判断咬合平衡与否看的是上下牙的咬合接触点和上下牙弓进行某些活动（如咀嚼、吞咽）时的咬合方式。牙齿咬合面的解剖结构很特别，属于凹凸咬合，上下排的牙齿相互切合，就像臼和杵一样，以便有效咀嚼食物。但这种特别的结构不仅仅是为了咀嚼。良好的咬合有精确的标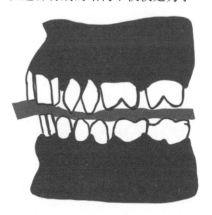准，它可以优化颞下颌关节的功能，而颞下颌关节本身也会影响体态平衡。正常来说，咬合时所有牙齿要均匀地分担由颌骨产生的压力。因此，牙医在会诊时会先做一个测试。把碳纸放进患者上下牙之间，让患者咬合，以便直接观察每颗牙齿的不同压力。

1　在医学领域，法语单词"occlusion"既有"牙齿咬合"之意，也有"梗阻"之意，肠梗阻为"occlusion intestinale"。——译者注

　　咬合失衡会造成颞下颌关节位置失衡，还会导致体态不良，继而引发疼痛。此外，咬合失衡会影响正常的咀嚼能力，也对消化系统产生影响。除了对身体有影响，在象征意义上，咬合失衡也会影响人的情感寄托和生命热情。法国人常言："要咬住人生不放松。"这只有在咬合平衡时才能做到，否则人生就会摇摇晃晃！

　　简而言之，如果你有颈背部疼痛、关节疼痛、腰痛、消化系统问题或抑郁症（这里只列举了咬合失衡的主要临床症状），那么可能是你的牙齿咬合出问题了！

如何判断牙齿咬合是否失衡？

- 有牙齿缺失未补。
- 在牙痛期间及时去看了牙医，接受了多次牙齿治疗。
- 曾接受过正畸治疗，但正畸效果出现反弹。
- 上牙比下牙更靠前（下颌后缩）。
- 上牙覆盖过多甚至全部下牙（咬合过度）。
- 下前牙兜着上前牙（下颌前突）。
- 因过量食用柠檬或汽水而导致牙齿磨损。
- 打呼噜，有睡眠呼吸暂停综合征。
- 歪嘴笑。
- 经历过创伤性分娩（产钳分娩、臀位分娩、脐带梗阻、剖宫产）。
- 童年时期反复出现鼻咽炎，养成了用嘴呼吸的习惯。

- 口齿不清、咬字不清或舌位过低。

- 咀嚼坚硬的食物时下巴会抽筋。

- 上下切牙之间存在间隙，这是由吸吮手指、奶嘴或舌头放在上下牙之间的习惯造成的后遗症。

- 颌骨紧缩，晚上甚至白天也会磨牙（磨牙症）。

- 嘴巴张闭时颌骨（实际上是颌骨的关节）会发出撞击声或尖锐声。

- 耳鸣。

- 患有颈椎神经痛、颈椎病或背痛，又或早上起床时头痛。

- 态度偏激。

- 腰痛或坐骨神经痛易发。

缺了一颗牙齿会如何？

任何牙齿的缺失都会导致咬合失衡，因为没有契合的牙齿会不断移动，寻找新的接触点。一般在卧位情况下它们会向前、向上移动，从而影响下颌骨的横向运动。这种位移造成了颞下颌关节的肌肉痉挛和病变。

牙齿　**你的口腔运作良好吗**

● 多么有趣的问题

　　虽然你可能从未思考过这个问题，但会意外地发现一些能够解决你身上小毛病的办法。一个运作良好的口腔能够很好地咀嚼和吞咽食物，口腔结构良好的人会通过鼻子来呼吸，他的脸颊、嘴唇和舌头会对牙弓施加均衡的压力。

● 那么，运作良好的口腔有什么作用呢

　　口腔功能的运作与牙齿咬合平衡以及身体健康有着最本质的关联。口腔的运作会参与牙弓（避免牙列拥挤）和鼻腔（避免鼻中隔偏曲）的形成发育，可以协调颈部肌肉（避免颈痛），以及保持牙齿排列整齐（避免牙齿前凸）等。上述几点只是列举的一小部分口腔功能对于人体面部结构及体态的重要作用。

● 如何判断自己的口腔是否运作良好呢

　　简单来说，你无法自己进行诊断。由于你的口腔一直以同样的方式运作，因此你无法通过与正确运作方式的比较来判断它是否运行良好。只有当口腔感受到疼痛时，你才会关注它是否出现了问题，然而往往为时已晚。尤其一些口腔功能障碍常常在人出生时就显露出迹象，且会对人的成长产生不可逆转的不良影响。

问题还在于：人们有时并不会将疼痛（如面部疼痛、颈部疼痛或背部疼痛等）与口腔的运作联系起来，以至于可能会持续遭受数年的痛楚却难觅其根源。口腔自打人出生起便开始发挥作用，早期起到的是吸吮的作用，而后期则负责咀嚼的功能。口腔与吞咽联系紧密，吞咽这个过程需要舌头处于正确的位置，并要求人通过鼻子来呼吸，因为吞食和呼吸无法在口腔中同时进行——相信患过重感冒的人对此都深有体会。实际上，正如我接下来要解释的，上述这些功能都由一系列连锁效应所联结，一旦其中一个环节出现了异常，其他所有功能的运行都将受到影响。

> 婴儿吞咽（低舌位、嘴唇紧闭）到成人吞咽（高舌位、嘴唇放松）的转变发生在宝宝出生后的9~15个月。与此同时，吸吮也会逐渐转变为咀嚼。这是儿童时期的一个自然阶段，我将其称为"语言阶段"。如果错过这段时期的发育，人就无法再从婴儿吞咽自然过渡到成人吞咽了，因此必须要进行康复治疗，越早治疗就越容易康复。

起初，婴儿往往会出现舌位错误以及舌头的失能问题。通常，舌尖在放松状态时会自然抵着上腭前端，但有时可能会出现舌尖位于下门牙上的异常情况。这种情况可能是由遗传因素或舌系带过短导致的，后者必须通过做手术来治疗。更为普遍的则是由肌腱端病变造成的。引起肌腱病损的原因主要是生育过程中的某些创伤，例如由产钳、刮刀、剖宫产或是胎儿宫内窒息带来的损伤。这些情况会导致舌位错误和筋膜紧张（筋膜，即覆盖解剖结构的纤维弹性膜），从而阻碍舌体的正常活动。婴儿长大之后还在吸吮各类奶嘴、奶瓶、手指或玩偶的话，会使得舌体的失能问题持续存在，同时也会造成或者加剧牙弓的变形。当自己有了孙辈之后，我很震惊地发现，在一些产科医院，医护人员总是建议父母给自己的孩子吸吮奶嘴。生育机构的工作人员存在这样的无知让我有些恼火，因此我也非常希望他们能够通过我的书来了解这些知识。复发性的耳鼻喉疾病也同样会使得儿童习惯于通过嘴来呼吸，这样的呼吸方式会使得舌体的位置偏下，从而导致孩子处于一个慢性的功能障碍循环当中，这一恶性循环孩子是无法自行矫正的："口呼吸"→"上颌、鼻窦及鼻腔发育不良"→"舌位偏下"→"非典型吞咽"→"牙位异常"→"牙齿咬合失衡"→"脊柱侧弯"→"单侧和不充分咀嚼"→"牙齿疾病和消化不良"→"慢性耳鼻喉疾病"→"口呼吸"。

因此，舌头对于颌骨的发育起着至关重要的作用，对牙齿的排列也有影响。排列有序的牙齿可以有效地进行咀嚼。众所周知，有效咀嚼可以为消化带来许多益处。但你知道吗，良好的咀嚼功能还可以最大限度地促进记忆力和认知功能。实际上，一些科学研究已表明，那些咀嚼效率高的老年人更不易丧失记忆，能够更好地集中精神，并且更不易患上阿尔茨海默病。

口腔功能的良好运作不仅对于孩子未来牙齿的生长起着基础性的作用，更是对孩子的体态、代谢以及精神发育有重要影响。

这与他们未来的健康和生活质量息息相关。医学界普遍低估了口腔平衡对于人体整体健康所带来的影响。因此，家长从孩子出生时就应注意观察，并关注一切预示着口腔平衡存在缺陷的先兆。

未来口腔功能问题的早期征兆

- 宝宝 3 岁时乳牙之间没有缝隙。
- 说话时可以看见舌头。
- 耳鼻喉反复感染。
- 吸吮拇指或奶嘴。
- 咀嚼不充分。
- 打呼噜。
- 吞咽时龇牙咧嘴。
- 始终张着嘴，用嘴呼吸。
- 下颌位置过于靠前、靠后或下颌歪斜。
- 脊柱侧弯。

在成年人中，一些无法恢复的口腔功能是下列疾病的主要原因：咬合问题、牙周病造成的牙齿松动、耳鸣，以及各类脊柱疾病（如颈部疼痛、背部疼痛、下背部疼痛等）。除此之外，还有偏头痛及头痛、眼疾和呼吸系统紊乱等。口腔功能障碍甚至与人的抑郁状态相关联。

首要的预防措施便是让父母意识到这些口腔功能障碍所导致的严重后果。同时，耳鼻喉疾病的根源应当被消除。儿科医生和整骨医生之间的合作可以探究出一些其他的补充治疗方案，并提供有关健康生活的建议，从而使孩子们一年中 3/4 的时间都免受鼻塞的周期性痛苦。

不再受到复发性的耳鼻喉疾病困扰

在孩子的免疫系统稳定之前（6 岁之前），应当重视孩子的健康饮食（吃有机和新鲜食品）、重视污染问题（定期在新鲜空气的环境中散步），还应当通过整骨疗法和脊柱按摩疗法来治疗因生育创伤、孩提时期的休克或跌倒所引发的筋膜紧张。

同时，也不该忽视肠道寄生虫类疾病，例如蛲虫这种常发于儿童身上的寄生虫，它们在那些饲养宠物的家庭中尤为常见。因此，家长应考虑每年为儿童驱虫 3～4 次，时间最好是在季节变化的满月和新月期间。

家长应当教会孩子通过鼻子来呼吸，并让他们学会擤鼻涕。对于婴儿，应当定期使用儿童鼻腔清理器来为他们清理鼻子，并尽量让他们在大多数时间都保持双唇合拢。有时，还需要以游戏的形式来让孩子们做一些体能训练，父母也可以参与其中，例如让孩子在保持舌尖抵住上腭的同时开口说话；在他们的脖子上挂一条带着扁平状吊坠的小项链，就如同挂一块奖章那样，并教他们每天都把这个吊坠含在嘴唇之间数次；或是让孩子们玩另一种他们很喜欢的游戏——用舌头发出"哒哒"声，这样的训练会让舌头变得强壮。

为了促进咀嚼功能，在孩子刚长牙的时候，就不应该再给他们吃泥状的食物，而是给他们吃一些用叉子捣碎成小碎块的蔬菜，因为这些蔬菜碎片能够激发孩子咀嚼的本能反应。如果在孩子长牙之后继续给他们吃泥状或柔软食物的话，他们就学不会咀嚼。在最开始学习咀嚼的时候，可以给他们提供一些带有小碎粒的食物，随着他们长出更多的牙齿，再逐步增加食物碎粒的大小。教会孩子如何平衡地咀嚼十分重要，右边牙齿嚼一下，左边牙齿嚼一下。除此之外，还应该告诉他们只有当食团变成液体时才可以直接咽下。

为什么睡觉时常常会呼吸暂停？

睡眠呼吸暂停综合征常常是由口腔空间不足而导致的：舌头没有足够的空间来处于它应在的位置——上腭，因此在夜间，它会滑向口腔的后部并堵塞呼吸道。成年人患有睡眠呼吸暂停综合征的病因可以追溯到其孩童时期：由于颌骨发育和口腔功能不良，恒牙缺乏足够的空间萌出；拔除四颗前磨牙和四颗智齿会减小口腔的体积；随着年龄的增长，口腔的肌肉会逐渐变大且有发胀感，人的体重也可能会逐渐上升，睡眠呼吸暂停综合征便随之而来，对睡眠质量不佳者构成生命威胁。当患者患上睡眠呼吸暂停综合征，且已经无法通过其根源来治疗病症时，可以使用下颌抬高支架或辅助换气仪器来帮助他们呼吸。

现在相信大家应该知道口腔功能的重要性了，我们要从宝宝出生的那一刻就开始重视它，甚至要把它当成突发卫生公共事件来看待。

- 那么，这样的治疗是如何发挥作用的呢

接下来，我将会介绍口腔是如何自然发育的。

自然地发育……

❶ 舌尖会自然摆放于上腭的中央部分，位于上门牙后约1厘米左右的位置。在这个位置上，舌尖可以起到促进上腭发育的作用，并且可以促进正确的吞咽方式。当人不说话或是处于睡眠状态时，舌头可以同样安放于这个位置以进行休息。

❷ 由于舌头会摆放于腭中缝上，也就是上腭的中央部位，因此舌头每次吞咽唾沫或食物时（每24小时大约吞咽3000次）都会对口腔形成刺激，这样的刺激作用会促进儿童上颌骨的生长和发育。而上颌骨的发育又可以促进鼻腔和鼻窦的发育，从而使得孩子可以顺畅地使用鼻子来呼吸。

❸ 对于成人来说，舌头对于颌部所施加的压力会刺激面部骨骼及头骨的生理微动，这样的生理微动通过供氧可以阻止皱纹、白发的产生，并使人拥有好的气色。生理微动还可以提高注意力、记忆力和视敏度。

❹ 在吞咽时，双唇应处于放松的状态并互相接触，且不会产生肌肉收缩反应。

❺ 呼吸主要通过鼻子来进行，只在试图加大氧气吸入量时

才会用嘴进行呼吸。鼻呼吸会参与鼻窦以及上腭和眼眶之间的发育，它可以过滤空气，减少灰尘的吸入，也是预防耳鼻喉疾病的因素之一。我们可以适当参考传统典籍的方法，早晚两次认真清洁自己的鼻子。为了充分地嚼碎食物，并将其与唾液相混合，咀嚼的时间应当较长，并且在口腔左右两侧交替进行，这是预消化的起始阶段。只有当食团变成液体时才进行吞咽。

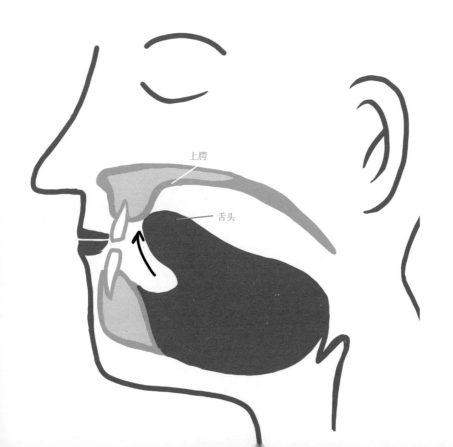

上腭

舌头

杰拉尔丁的"证词"

"我当时脖子很疼。整骨医生告诉我，这应该是我的牙齿造成的。牙医又告诉我，这是由我的舌头摆放位置和吞咽方式引起的。我不太明白其中的关系，但是因为我的脖子疼了很久，所以我选择相信他的话。这是一次为期半年的高强度康复治疗。我仿佛着了魔，满脑子想的都是要把我的舌头正确地贴在上腭上。只要我一想起来并且没有人看着我的话，我就会开始练习：啦啦啦、呐呐呐、哒哒哒、嗒嗒嗒、啦呐哒嗒……我甚至还自己编了一些小曲！我的孩子们总是一边笑一边模仿我，不过这对他们也有好处。很快，在短短一个月后，我的脖子就不疼了，但我必须继续练习，我要把这个动作完全变成一个习惯，以避免脖子疼痛复发。我很有动力，因为痛了五年的脖子突然不疼了，这对我来说仿佛置身天堂。但事实上，我感受到的惊喜还不止如此。几个星期之后，我整个上背部都有一种解放的感觉，轻飘飘的。同时，它也增强了我在生活中多个方面的决心。我觉得自己终于长大成人了。我的生活朝着更自由、更快乐的方向转变。"

• 脑中想着直线，身体也能走直线

你看得见鼻子下的东西吗？你的脑袋和屁股是在一条直线上吗？你的双脚可以穿进同一只鞋吗？你的身体感到舒适吗？你会经常打转吗？用个简单的问题来总结，就是："当你想走向一个物体时，你是可以径直走过去还是需要绕行呢？"对于这个问题的回答与你的体态息息相关。

体态，也就是身体在三维空间中的位置。它取决于身体的不同感应部位为了使人能够站立和行走而形成的平衡状态。这些感应部位包括视觉传感部位、前庭传感部位（例如内耳）、颌骨传感部位（例如口腔和牙齿咬合部位）、足部传感部位（例如脚的两侧）、内脏传感部位和皮肤传感部位，它们既是身体的指南针，也是六分仪。

所有这些传感部位都会参与人的体态平衡。因为牙齿是人体最为坚硬的组织，且它们位于肌肉链的交叉地带，所以牙齿也决定了人的体态平衡。换句话说，牙齿至少会通过下列某种方式来抵抗肌肉力量。

- 牙齿使人保持一种体态，并由此产生肌肉紧张现象；
- 牙齿在肌肉力量的压力下折断；
- 牙齿对于另一个传感部位的平衡起到了阻碍的作用。

由于上述这些原因，如果你有牙齿咬合方面的疾病，那么治疗之前，你在某些情况下至少需要佩戴 3 个月的牙托，以留给牙齿足够的时间来对其他传感部位施加影响。在佩戴牙托期间（通常需要夜间佩戴），患者可能需要一名体态医师来进行全程指导：这名医师会评估不同传感部位的恢复情况，并在时机成熟时允许牙医治疗牙齿咬合的平衡问题。

如上所见，从慢性疲劳到某些癌症，许多常见疾病都与牙齿病症相关联。单从牙齿咬合对于身体的影响这一点，可以发现它与身体所有种类的疼痛都有关：从肌肉、骨骼到肌腱和关节，无一例外。纤维肌疼痛、多关节炎、颈部酸痛、坐骨神经痛、腰痛，乃至一些无法用传统医学来解释的腹股沟或胸部疼痛均与牙齿病症有关。失眠、做噩梦、耳鸣、手脚发麻、头痛和偏头痛这些症状在经过牙齿咬合治疗后也都会消失。

磨牙症：你经常磨牙吗？

如果你想摆脱磨牙症或者至少不受其不良后果的影响，就必须多管齐下：

- 戴牙托，防止上下牙直接接触，放松面部肌肉；
- 摄取食物补剂、矿物质和维生素以缓解压力；
- 治疗可能存在的肠道寄生虫病；
- 采用整骨疗法以缓解相关的姿势障碍；
- 口腔运动疗法以放松面部及颞下颌关节的肌肉；
- 放松疗法、冥想放松、催眠、针灸和瑜伽等都能缓解压力；
- 心理治疗或心理辅导以帮助"整理"生活，教你如何管理优先事项；
- 牙科治疗以恢复稳定的口腔平衡，使牙齿咬合良好；
- 如果遇到难以医治的情况，请终生佩戴防护牙托，以免病症继续损害牙齿或破坏为维持口腔平衡而做的牙齿治疗和义齿效果。

除此之外，在开始佩戴牙托，或是采取更为简单的削磨1～2个"过度咬合点"的治疗方式的几周后，眼部的运动功能障碍，乃至头晕或失去平衡这些问题都可以随之得到解决。对于儿童来说，佩戴功能性牙托可以恢复口腔的功能和平衡，也会显著地提高注意力、记忆力和学业成绩。同样，那些抑郁症患者在接受牙齿咬合治疗后，其认知状态和情绪也会得到大大改善。

为了确认患者身体的病症是否与牙齿咬合问题有关，建议他们在夜间佩戴牙托，并接受为期数月的整骨疗法，同时辅以脊柱按摩疗法，以评估各类临床体征的严重程度：如果这些临床体征有所缓解或消失，那么我们会强烈建议患者接受全面的牙齿咬合治疗。

值得注意的是，在牙科学院和正畸学科的教学中极少传授关于牙齿咬合的知识，那些自称"咬合治疗师"的牙医都在不同的医学院接受了相关教育。而这些学校往往信奉不同的理论，这就使得不同医师的治疗理论和方法都各不相同。每个医师都依据他们所接受的教育、理论派别以及临床经验来进行治疗，因为治疗需要医师发展他们自身的直觉能力，所以并不存在绝对的治疗方式。

如果在夜间或清晨起床时病情更为严重，那么病因很可能在牙齿。

事实上，医师的治疗程序总是随着经验的增加而得以逐渐完善和改进。总的来说，不论医师采用哪种治疗手段，其重点都在于一个跨学科团队的协作。所以，请选择那些善于倾听的医师来保障你的健康，因为在咬合治疗这个领域，治疗的效果往往取决于你自己。其实道理很简单，因为你自身能够感受到那些医生感受不到，甚至是看不出来的东西。通过了解自己身体问题的复杂性，并在心中认定自己是身体康复道路上的助力者，你就拥有了充分的机会来改善自己的健康和生活。

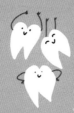

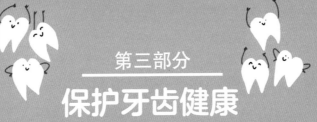

第三部分

保护牙齿健康

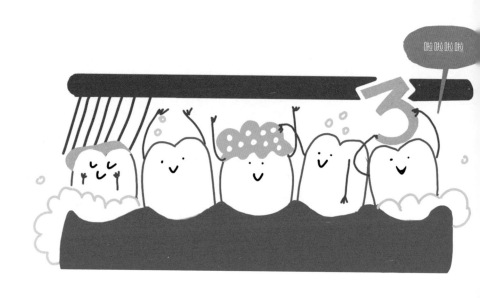

　　我们已经知道自己的口腔里到底发生了什么事，现在要做的就是了解如何保护牙齿健康以及身体健康！相信大家已经明白，并不是所有的口腔疾病都会像命中注定般随机发生在某个人身上。最初，所有人都是带着满口新牙来到这个世界的，但是无论孩子还是他们的父母，都不知道要如何保护牙齿健康。也许你的父母对此方面意识淡薄致使你的乳牙遭到破坏，又或许因为他们对牙齿保健不甚了解，所以会让你的牙齿疾病继续恶化下去，很可能他们自己的牙齿也是这样坏掉的。而如今，信息技术如此发达，我们再也没有理由不重视牙齿健康了！

什么是牙齿预防保健

当我看到患者的患牙时，我首先想到的不是："我要怎么治疗这颗牙齿"，而是："为什么这颗牙齿会变成这样？"为什么它会龋坏？""为什么它会断裂？""为什么它会发生感染？""为什么牙龈会出血……"通常，只有当人们了解了事情的原因，他们的本领和行动力才会被激发出来，如果只是一味地考虑"怎么做"，那就只能被动地做出反应。而我们这些牙医接受的培训往往会使我们习惯于被动地做出反应：如果患者有龋齿，我们就治疗龋齿；如果有断牙，我们就修复断牙；如果有缺牙，我们就更换缺牙。但是，如果我们能在治疗的时候就找出牙齿患病的原因，并向患者解释清楚，那他们马上就能掌握保护牙齿健康的诀窍了。当然，这并不会妨碍大家进行牙齿治疗、修复或是更换，恰恰相反，这会让人们对牙齿保健有一个更全面的认知，有助于长期保护牙齿健康。只有这样，患者跟牙医才算真正建立了双赢的伙伴关系。

现在，不管你几岁，也不管你的牙齿状况如何，只要你愿意，总能做些什么来改善牙齿健康状况。牙齿和牙龈是你的最佳盟友，它们不仅能给你带来健康的生活，还能激发你的全部潜能。总之，健康的牙齿可以让你的生活更美好，本节的目的就是让你更加坚信这一点！前面的章节已经阐述过，尽管现在牙科技术发展迅速，但它并不能治疗一切疾病，没有什么比牙齿健康更重要。因此，要把保护牙齿健康的主动权掌握在自己手里，只要去阅读相关资料，理解它们，再应用它们，你就会看到效果！对某些人而言，保护牙齿健康是一个相当大的挑战，因为它意味着要改掉舒适的生活习惯，要为牙齿做一些以前从未做过的事，还要纠正饮食习惯、改变生活和思维方式、克服自己的恐惧。我知道要做到这些并不容易，但是你可以先迈出第一步，踏上牙齿保健的道路，尽快去做那些你觉得能做到的事。而你的牙齿健康就取决于你自己 ——你是否想要拥有一口健康的牙齿？

如果从孩子出生前就开始关注其牙齿健康，那么他们的牙齿就能终身受益。

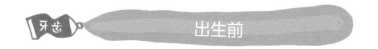

一切都要从出生前开始说起，一个真正的秘密就是：其实一切早在受精前就已经开始了！举个铺床的例子，我们在上床睡觉之前翻转床垫并铺上干净的床单总是要比上床后再做这件事更容易、更有效率。因此，最好在怀孕前就要让身体保持在健康的状态，给宝宝打造一个良好的发育环境。

● 照顾好自己的牙齿

一旦怀孕，准妈妈就不能安心接受龋齿、脓肿或牙龈疾病的治疗了。理由如下：①怀孕期间不宜进行 X 射线检查，因为在胎儿发育的前 4 个月，X 射线会导致其发育异常；②牙科麻醉剂是有毒物质，它会穿过胎盘屏障，对胎儿造成影响；③怀孕期间进行银汞合金充填或将其摘除都很危险，斯科鲁普卡博士的研究表明，汞与儿童自闭症存在相关性。此外，任何牙齿疾病在怀孕期间都会更加严重。"一胎换一牙"的说法不是没有道理的。因此，女性在备孕期间一定要先进行口腔检查，让牙齿恢复健康。

● 提供健康且平衡的饮食

当宝宝待在妈妈子宫里的时候，他就像一块海绵，依赖着妈妈供给的一切，其中包括维生素和矿物质，如钙、镁、磷、硅、维生素 D 和维生素 K 等，这些对宝宝形成坚固的牙齿来说都是必不可少的营养物质。建议选用新鲜的有机食品，它能满足妈妈和宝宝的一切身体需要。此外，使用食品补剂也是有必要的。因为当宝宝还在妈妈肚子里的时候，他的乳牙就已经开始发育了，妈妈的饮食和健康对宝宝牙齿的未来至关重要。

● 保证牙齿的矿化

诚然，给牙齿输送矿物质很重要，但前提是，要保证这些矿物质能够附着并聚积在牙齿上。按照中医的说法，肾经可以实现这一功能。肾经能在牙齿形成过程中固定矿物质、稳定矿物质平衡、抑制脱矿。因此，在怀孕期间进行针灸治疗有助于提高宝宝未来牙齿的质量，同时也能改善妈妈的牙齿状况。

牙齿 第一次啼哭之后

宝宝在出生的时候通常是没有牙齿的 —— 至少从表面上看起来他们是没有牙齿的，但其实他们所有的牙齿都已藏在牙龈下面了。如此便也不难理解，为什么有些早产儿出生的时候就已经有一两颗牙齿了。

• 未来的牙齿已经在那里了

宝宝的前几颗恒牙要等到 6 岁的时候才会长出来。但是在宝宝出生的那一天，它们的牙胚就开始在乳牙后方的牙龈里发育了。因此，宝宝出生后头几年摄入的营养都会滋养着这些未来的牙齿。

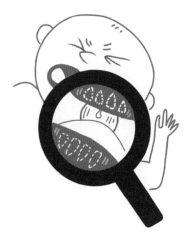

• 颌骨发育

牙齿健康的另一个秘诀是，从出生起就确保颌骨正常发育。只有颌骨发育良好、周径合适，牙齿才能从正确的位置，以正确的姿势出齐。通常情况下，一切都会发展得很顺利，但是有时候分娩会导致宝宝口腔和面部组织紧张或歪斜，而这种后遗症通常不会引起人们的注意。事实上，创伤性分娩不仅会对宝宝口腔造成影响，还会对其整个身体的健康造成影响。

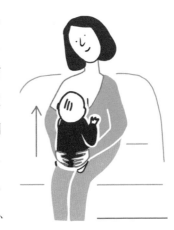

我所说的"创伤性分娩"是指剖宫产、臀位分娩、脐带绕颈分娩、产钳分娩，甚至包括分娩过快。强烈建议各位父母在宝宝出生后尽快带其去做一次整骨治疗，以确保其颅骨和相关肌腱结构正常运作。有些整骨医生专攻儿童治疗方向，治疗有可能要进行好几次，因为整骨治疗除了可以促进颌骨正常发育、纠正舌头摆放位置、培养正确吸吮习惯，还能改善宝宝的睡眠，以促使其健康成长。除整骨疗法外，另一个颌骨完美发育的秘诀就是竖抱式哺乳。这种方法是让宝宝处于直立的状态，将妈妈的乳头或是奶瓶位于宝宝嘴巴的上方，差不多与宝宝的鼻子处在同一水平线上。在这种姿势下，宝宝如果想要吸吮，就必须向上伸展颈部，同时将下巴向前方和上方移动。这种对下颌骨的推动力可以锻炼宝宝的颈部肌肉，以促进下颌的生长。此外，现在越来越多的年轻一代都存在下巴后缩的问题，这种哺乳姿势也能防止宝宝下巴后缩。

> **奶瓶的选择**
>
> 　　建议选择奶嘴孔非常小的奶瓶，最好小得像针孔一样。只有这样宝宝才会花较大力气来吸食牛奶，就像吸吮母乳一样。吸吮母乳的动作可以锻炼宝宝嘴唇、脸颊和舌头的肌肉，并促进颌骨发育，而奶瓶喂养在这些方面的效果不如母乳喂养，这是其公认的缺点。

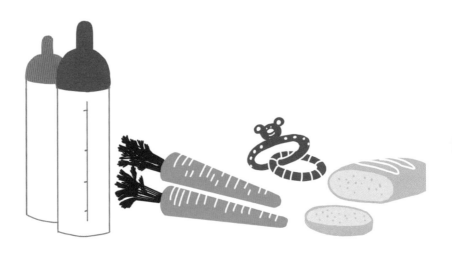

● 出牙

　　当宝宝的牙齿开始在牙龈下方生长时，就会出现炎症。这种炎症或多或少都会让宝宝感到疼痛和不安。这时可以让宝宝在白天咀嚼牙胶，但注意不要选用塑料牙胶，因为它里面可能含有内分泌干扰物。除此之外，也可以选择蔬菜条。宝宝一般都特别喜欢蔬菜条，比如胡萝卜条，或者选用一大块优质有机面包。榛子木或琥珀木制成的项链也能有效缓解宝宝出牙期间的牙龈炎症。

此外，也可以使用牙龈护理膏来按摩牙龈，这种护理膏在药店或者有机产品商店都能买到，最好选择天然有机款。

按摩有助于宝宝顺利出牙。建议尽可能多地给宝宝按摩，在按摩的时候可以跟他们说说他们的身体，说说小手、小脚、小臂和小腹，让他们知道这是自己的身体。按摩可以让宝宝感觉并意识到自己身体的范围。

按照中医的相关说法，当宝宝感到恐惧或是在没有安全感的环境中感到压力时，其肾经就会受到影响，肾经可以控制牙齿矿化。熟悉的标志物、节奏、安静、温柔以及让人有安全感的爱，这些都是宝宝稳定肾经所需要的条件。此外，宝宝出生后需要有自己的小角落。在出生的头4个月，宝宝夜里还需要吃奶，这时，建议各位妈妈把宝宝的床和自己的床并在一起，享受"同床而睡"的快乐和温情。两张床虽然连在一起，但是妈妈和宝宝各睡各的，各自在自己的领地上。宝宝出生4个月后，夜间哺乳应该已经结束了，这时最好让宝宝睡在自己的房间里。

那奶嘴呢

现在我们来谈谈奶嘴。这是一个神奇的小配件，当父母再也无法忍受宝宝的吵闹时，它可以让宝宝安静下来。在使用奶嘴时，请遵循以下几个规则。

- 确保奶嘴的成分里不含双酚 A，因为双酚 A 会导致恒牙的牙釉质发育异常。

- 不要让宝宝在床上和午睡时使用奶嘴。建议在这点上一定要坚定立场。此外，也千万不要让宝宝含着奶嘴说话。

- 整天把奶嘴含在嘴里的宝宝容易下巴变形，而这会影响咀嚼、呼吸、吞咽等各种功能。变形的颌骨无法为恒牙生长提供良好的环境，因此就需要找正畸医生进行长期治疗，还要佩戴牙套。此外，连续使用奶嘴会让宝宝对其产生依赖性，一旦将奶嘴拿走，宝宝就会感到焦虑。

- 宝宝每天要进行 2800 次吞咽，由于含着奶嘴，宝宝的上牙和下牙在吞咽过程中无法接触，而这种接触对于稳定出牙、刺激大脑发育、促进认知和智力功能而言非常重要。因此，除了牙齿之外，宝宝的整个心理生理环境都会受到影响。

- 建议选择生理奶嘴[1]，也就是形状与宝宝的上腭完全贴合的奶嘴，它可以降低颌骨变形的风险。整骨治疗和按摩也能够缓解宝宝对奶嘴的渴望，有助于宝宝断奶。

1　生理奶嘴外形契合宝宝口腔结构，效果与母乳喂养类似，其半圆形顶部与宝宝上腭完全贴合，圆形扁平面与宝宝舌面相贴，整体外形呈倾斜状。——译者注

• 断奶的时间

第一颗牙齿的萌出是一个生理信号，它意味着宝宝该转变饮食习惯了，液态食物已经不能满足他们身体的需求。宝宝吮吸的动作会逐渐变成咀嚼。换句话说，第一颗牙齿的萌出是断奶开始的标志，在接下来的半年里，宝宝应该慢慢停止喝奶，改用牙齿咀嚼。这个阶段差不多发生在宝宝 1 岁时。前文提到，人智学之父鲁道夫·施泰纳在其著作中阐述，第一颗牙齿的萌出是宝宝开始断奶的标志，这不仅是出于宝宝身体的原因、骨骼和牙齿和谐生长的原因、肌肉和功能上的原因，还出于心理和情感的原因。

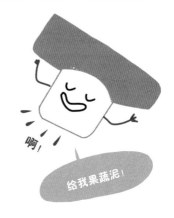

给我果蔬泥！

• 生理原因

从出生开始，宝宝在睡觉或者不吃饭的时候，就会把舌尖抵在上腭上。在吸吮的时候，他 / 她必须将舌头往下、往前放，用嘴唇制造出一个超级移液器！随着牙齿的萌出，每次吞咽唾液或食物时，宝宝的舌头都会自发地收缩，回到上腭的位置。在吸吮时，舌头需要接触到奶嘴、拇指或是乳头。因此，如果宝宝在出牙后还长期吃奶的话，舌头在吸吮时就会介入上牙和下牙之间，进而影响牙齿萌出。

从姿势上看，舌头在吞咽时回缩至上腭的动作与颈椎生理曲度的稳定有关，后者被称为颈椎前凸。正因颈椎前凸将舌头往高处、往新牙后侧拉，宝宝在这个阶段会开始学习如何坐起来。在后文中我们还将了解到，成年人的慢性颈部疼痛其实与舌头的摆放位置有关。因此，如果将舌头放在口腔下方，宝宝每次吞咽的时候，舌头都会与嘴唇接触，就跟吃奶时一样，那么舌头就会被咬伤。又或者像经常发现的，宝宝的舌头有时会因经常吮吸拇指或奶嘴，将牙齿往前推。

● 功能原因

　　大自然的设计永远精妙无比。牙齿的萌出给大脑传递了宝宝可以吃液体以外的食物的信息。这时给宝宝喂小块状食物，可以引导他们本能地做出咀嚼的动作。随着出牙数量的增加，父母可以逐渐给宝宝喂食更大、更硬一点的块状食物。要给宝宝一定的时间咀嚼，这样他们才能很好地掌握咀嚼的方法。因此，喂食的时候不能着急。差不多在宝宝 3 岁的时候，他们的 20 颗乳牙会全部长齐，这时，他们就能够正确地咀嚼稍微有些硬的食物了。

　　宝宝的舌头应时刻贴着上腭。不说话的时候，要闭上嘴巴，用鼻子呼吸；当说话的时候，不应该露出舌头让别人看到。只有当喂养方式与口腔的生理发育相契合时，这一生理过程才能正常进行。如果在第一颗牙齿萌出后还长期保持母乳喂养或奶瓶喂养，那宝宝的舌头就会养成在嘴唇后面吸吮的习惯，而且还会经常性地摆放在正在发育的上下牙之间，这一摆放位置会减缓牙齿的生长速度，甚至会阻碍牙齿完全萌出或是推动它们向前生长。此外，舌头的正确摆放位置应该是舌尖抵着上腭的前部，这样也可以刺激上腭发育。而舌头在口腔中的摆放位置较低的话，就达不到这一效果了。如果宝宝口腔功能发育良好，未来就可以跟牙套说永别！

让孩子远离正畸的三大秘诀

- 牙齿一萌出，就要正确咀嚼。
- 用鼻子呼吸。
- 在休息和吞咽时，舌头都要抵住上腭。

● 情感原因

宝宝出生后仍然是妈妈能量体的一部分。这意味着，虽然妈妈和宝宝的身体已经分离了，但是在宝宝出生后的九个月内，他们仍然处于同一个"能量罩"中。因此，宝宝出生后的第九个月通常被称为"第二次出生"。为了让宝宝建立可以持续一生的安全感，除了要让他/她对所处环境产生信任并且拥有强大的内心力量外，这种保护性的"能量罩"也是必不可少的。从第一颗牙齿萌出的那天起，这个保护罩就会以非常温和的方式逐步消散。

从情感上讲，在第一颗牙齿萌出之前，母乳喂养一直在维持着这个起保护作用的"能量罩"。在此期间，宝宝会尽可能地靠近妈妈。从象征和能量意义上讲，第一颗牙齿的萌出意味着宝宝在逐渐脱离妈妈的能量体，并获取自己的能量体。在第一颗牙齿萌出后的 6 个月内，宝宝会越来越了解自己的身体，变得越来越独立，也会开始出现反抗的行为。

宝宝在牙齿萌出过程中会饱受煎熬，他们可能会发烧、频繁哭闹或是臀部发红，这是因为他们难以融入自己的"能量罩"。因此，当宝宝的身体在表达"我要变得独立"，而母乳喂养却在暗示着"我是妈妈能量体的一部分"的时候，宝宝会发现自己处于一种不一致的状态，这种状态会影响其能量，因为它涉及了"领地"问题。在这段令人不安的时间里，牙齿矿化也会变得脆弱。

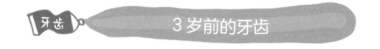

3 岁前的牙齿

● 如何喂养 0～3 岁的宝宝

从宝宝出生到其长出第一颗牙齿，如果要实行母乳喂养，应该尽量选择纯母乳喂养；如果要实行奶粉喂养，最好选择有机奶粉。

吃奶

在宝宝生命初始阶段，他们吃奶时牙齿所处的位置是非常重要的。无论你曾在哪里听过什么建议，或许这些建议非常有吸引力，但是为了促进颌骨正常发育、确保未来所有的牙齿都有足够的出齐空间，最好的选择就是竖抱式哺乳。

● 在宝宝刚出生的头两周，可以采用经典的摇篮式哺乳姿势，也就是让宝宝几乎处于平躺状态，贴着妈妈的腹部。

● 出生两周后，宝宝的身体会变得强壮一些，这时就要逐渐采用竖抱式哺乳，也就是让宝宝处于直立状态，且鼻尖略低于妈妈的乳头。在这种姿势下，如果宝宝想要吃奶，就必须伸长脖子并且向前移动下颌，这个动作可以直接促进其颌骨生长。如果选择奶瓶喂养，宝宝吃奶的姿势也是一样的，最好把奶瓶举得高一点，引导宝宝做出向前、向上伸展下巴的动作。

摄不摄入氟？

让我们回到氟的问题上来。诚然，人体需要摄入氟，但是其所需的剂量非常少。我们在均衡饮食方面摄入的氟就能够满足牙齿所需了。

然而，很多人仍以片剂、滴剂或牙膏的形式摄入更多的氟。氟是一种抗龋齿的"拐杖"，可以暂时弥补我们目前生活方式带来的种种不良影响。龋齿是工业化社会的一种疾病。钙、镁、磷、维生素 D 和维生素 K 在牙齿保健和预防龋齿方面起着很重要的作用。一项美国的研究表明，如果一个人的钙磷比例为 $10:4$，那么他／她就不会患有龋齿。如果血液中的磷含量降到了 3.5 以下，那么其牙齿的淋巴系统就会受到影响，进而出现龋齿。

营养摄入

正常情况下，宝宝在 5 个月左右就会长出第一颗牙齿，这时就要为其选择多样化的食物。为了保证牙齿的健康发育，在选择食物的时候还是要遵循以下几条原则。

● 优先选择有机食品，因为有机食品里几乎不含农药，而且相较其他食品，它能给人体提供更多的维生素和微量元素。

● 在宝宝 1 岁前要避免让其摄入麸质，因为麸质不耐受会导致恒牙牙釉质异常。请勿在乳制品中添加白糖。如果想要让甜点变得更甜一些，最好选用有机原蔗糖[1]。这种糖呈深红棕色，带有甘草味，富含维生素和微量元素。瑞士儿科专家马克斯·贝甘（Max Béguin）博士的研究表明，这种糖甚至不会引起牙齿龋坏。可以用它来给宝宝制作水果泥或蛋糕。

● 刚开始给宝宝喂食蔬菜的时候，建议只选用一种蔬菜做成菜泥，并且混合均匀；之后可以慢慢搅拌得不那么均匀或者搅拌成黏稠状；下一个阶段可以用叉子将蔬菜细细碾碎；最后，从宝宝九个月开始，就可以逐渐增大蔬菜块的体积了。如果只给宝宝吃果泥或是好入口的、浓稠状的食物，那宝宝就不容易掌握有效的咀嚼方法，进而就会造成前面一节中提及的各种后果。

● 宝宝在三岁前最好只喝水。不管是有机果汁还是普通果汁，都不建议喂给宝宝。因为果汁通常很酸，它会让宝宝的牙釉

---

1 法语为 sucre (de canne) complet，它在世界各地的叫法略有不同，南亚称之为"粗糖"（jaggery 或 gur），墨西哥和南美称之为"红砂糖"（rapadura）。——译者注

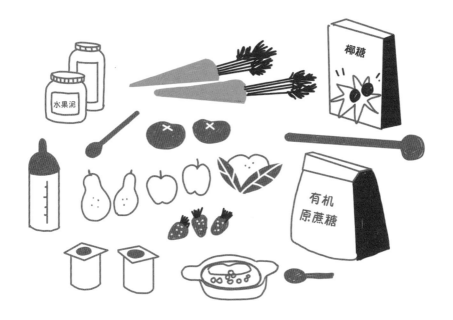

质变得很脆弱。就新陈代谢而言，果汁含糖量很高，但是宝宝体内并没有可以帮助消化这些糖分的纤维。因此，在宝宝1岁或满18个月后，最好选择纯水果奶昔给其喂食。在宝宝满1岁后，你还可以将一种蔬菜和一个苹果榨成蔬果汁来喂食。

● 开始用勺子喂食的时候，要教会宝宝慢慢吃、好好咀嚼、享受热腾腾的食物。在进行味觉教育的时候，注意不要把多种蔬菜混在一起喂食，一次只选用一种蔬菜，这样才能让宝宝了解每种蔬菜的味道。

● 在宝宝长出第一颗牙之后，就要让他们养成在固定时间吃饭的习惯，在两餐之间尽量不要进食。

奶瓶齿

为了"缓解"宝宝独自睡觉的焦虑或者让他们更容易入睡，有些父母会将奶嘴浸泡在蜂蜜中，或是在奶瓶的水里加糖。然而，这样不仅会让宝宝对糖上瘾（要知道糖的成瘾性是可卡因的 4 倍……），而且他们的乳牙很快就会患上龋病。只要宝宝经历了几次"领地冲突"，比如弟弟妹妹的出生或者家长照顾的方式发生变化，他们的牙齿就会龋坏得非常快。在极端情况下，宝宝的牙齿会变黑、折断、感染。这是一种小儿急症，有时候甚至要实施全身麻醉才能进行牙齿治疗。

• 3 岁以下宝宝的口腔卫生

父母应该从宝宝几岁开始给他们刷牙呢？答案是，宝宝一长牙就需要刷牙，甚至还应该更早一些，宝宝的牙龈在出牙前夕会先"变厚"，这时就可以给宝宝刷牙了。为了避免刷牙的过程中出现疼痛，可选用刷毛非常软的儿童牙刷，并且用一滴初榨椰子油混合一滴果香菊精油浸润刷毛。市面上还有一些橡胶儿童牙刷，通过轻咬它可以缓解宝宝的牙龈炎症。提前用牙刷"入侵"宝宝口腔的行为会让宝宝逐渐习惯把牙刷放进嘴里。如此这般，等到宝宝长出第一颗牙齿后，父母就可以早晚帮助其清洁这颗美丽的乳牙了。这会渐渐成为一种仪式，直到宝宝能够自己拿着牙刷，模仿父母的动作刷牙。

刚开始，家长可以让宝宝自己早上刷牙，晚上再帮他们刷牙，这是因为晚上的刷牙更为重要——睡觉的时候，牙齿会利用唾液中的矿物质进行自我修复，如果牙齿上留有食物残渣或牙菌斑的话，是无法在夜里进行再矿化的。更重要的一点，由于牙菌斑的酸性极强，在宝宝睡觉的时候，没有得到清洁的牙釉质就会脱矿……而脱矿就意味着龋坏！因此，一定要让宝宝的口腔整晚保持洁净。

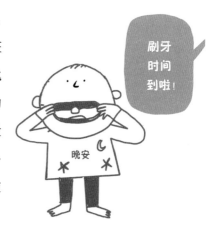

不要使用牙膏，因为宝宝会把牙膏吞下去，而它并不是美味佳肴！据斯特拉斯堡大学牙科学院小儿科观察，儿童吞食牙膏会引发慢性氟中毒。经证明，刷牙的质量才是预防龋齿的关键，因此牙膏对年龄尚小的儿童来说就更没有必要了。

　　宝宝长出第一颗牙后，可以先用棉花或一小块纱布擦拭它以进行日常清洁。虽然每次清洁都只要几秒钟的时间，但显然想要让宝宝好好配合也并不容易……你可以将纱布放在两个手指之间，同时擦拭前牙的内侧和外侧。等到宝宝的磨牙长出来以后，就马上换用牙刷来清洁牙齿。市面上有专为儿童设计的牙刷，刷毛很软，刷头也非常小。

　　父母在给宝宝清洁牙齿的时候，也要教会他们观察自己的牙齿并学会爱护，要把牙齿当成珍贵的小珠宝来呵护。你可以告诉宝宝，他们的身体是一座珍贵的殿堂，必须要好好维护，牙齿也是一样的，要给它足够的重视。因此，在宝宝一岁半到两岁的时候，父母就应该积极地带他们去接受第一次牙齿检查。最初，就算每次检查只有十几分钟，也应该每 4 个月进行一次。之后，根据牙医的建议，可以每半年进行一次。一年只做一次牙齿检查是不够的，因为乳牙要比恒牙脆弱得多，而且乳牙一旦龋坏，恶化的速度会非常快。如果一年不检查，就很可能会对牙齿造成不可逆的伤害。因此，建议父母至少每半年带宝宝去做一次牙齿检查。

要不要去看儿童牙医？

儿童牙医是专门从事儿童牙齿治疗的医生，他们的专业能力可以满足各种牙齿疾病治疗的需求。尽管许多儿童牙医支持使用氟，但不可否认他们仍旧是儿童牙齿保健的权威专家。因为既往经验表明，比起改变家庭的饮食习惯和生活方式，给宝宝使用氟化物能更有效地预防龋齿。儿童牙医已经彻底改变了牙科诊所接待儿童患者的方式。有些儿童牙科诊所对宝宝来说是真正的游乐园，宝宝在那里感觉良好，甚至舍不得离开。

3～6 岁儿童的牙齿

在 3～6 岁时，宝宝的乳牙会全部出齐，但这时恒牙还没长出来（至少从表面上是看不到恒牙的）。实际上，后面的恒磨牙正在乳牙下方形成。保持乳牙的健康是非常重要的，因为它的健康决定了恒牙的健康，这也不仅仅是细菌问题。在宝宝 3～6 岁时，乳牙可能会出现龋坏，那怎样才能避免这种情况呢？

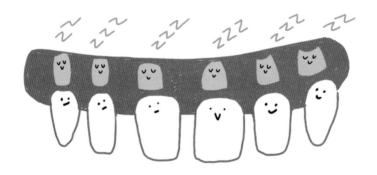

在宝宝 3～6 岁时，晚上最好还是由父母帮其刷牙，早上再让他们自己刷牙。建议为宝宝购置一个刷毛非常软的电动牙刷。这不仅会让宝宝觉得好玩，还可以提高刷牙质量。宝宝这时已经学会怎么把牙刷正确地放在牙面上了。注意，这个年龄段的宝宝刷牙要刷三面：外面，也就是面向脸颊和嘴唇的那一面；里面，也就是面向舌头的那一面；还有咬合面。此外，刷牙的时候一定要刷到最后一颗牙齿的后面。每颗乳牙之间肯定都有空隙，如果刷牙动作正确的话，这些空隙就会自动被清洗干净，这时也不需要使用牙线。

为了保持宝宝的牙齿健康，没有比定期带宝宝去看儿童牙医更好的方法了。起初，最好保持每 4 个月看一次牙医的节奏。趁着宝宝的牙齿还没有什么特别的问题，你可以带他 / 她好好认识牙科诊所。在宝宝 3～6 岁时，可以每半年做一次牙齿检查。乳牙的牙釉质要比恒牙的牙釉质脆弱得多，其龋坏的速度也要比恒牙快得多。通常来说，如果宝宝咀嚼不充分的话，牙齿顶部会最先发生龋坏。

如果饮食不均衡的话，相邻两颗牙齿的接触面也容易出现龋坏，尤其是当牙齿排列太紧的时候，邻面龋齿的患病率更高。如果没有及早发现邻面龋齿，那么龋坏很快就会波及牙神经，进而迫使乳牙失活。在这种情况下，宝宝就必须要接受精密的创伤性手术。此外，如果乳牙龋坏过于严重，就会引发感染，从而影响恒牙牙釉质发育，使其出现异常和斑点。必要的时候可能得提前拔掉乳牙，而一旦拔掉乳牙就会破坏口腔平衡，又会影响未来牙齿的生长位置。因此，如果乳牙龋坏治疗得太晚或是根本不治疗的话，就会导致未来牙齿排列不齐，从而增加以后进行矫正治疗的次数。在拔掉乳牙之后，医生要给宝宝带上所谓的"间隙保持器"，以继续保持牙齿正常的生理间隙，给未来牙齿留出生长空间。

要格外重视 3～6 岁宝宝的饮食习惯和饮食质量，避免选择加工食品。不过最重要的还是要确保宝宝的正确咀嚼功能。父母要教会宝宝慢慢进食，教他们先把食物泡软再吞下去，同时还要让其养成在非用餐时间喝水的习惯。

小贴士

告诉宝宝，杏仁、榛子、葡萄干、杏干、香蕉干、草莓干、芒果干等干果和油料作物都是很棒的"糖果"。这些"糖果"也能够很好地促进宝宝的味觉发育。

在这个年龄段，还要请牙医检查一下宝宝颌骨的整体平衡，也就是上颌骨与下颌骨的契合情况。一般来说，等宝宝到了3岁，就能看出其下巴的未来形态，这时就很容易预见是否需要接受正畸治疗。此时我的建议跟前文一样，即确保宝宝闭着嘴，用鼻子呼吸，舌头保持贴住上腭，与此同时，不要让宝宝继续吸吮奶嘴或手指。如果发现宝宝口腔功能失衡，必须马上对其进行协调，一定要在恒牙长出之前使口腔功能恢复平衡。在戒掉奶嘴后的过渡阶段，可以使用一些功能性矫正装置，这些装置通常是模拟牙弓的形状和解剖结构而制作的。儿童牙医和功能正畸医生会提供最好的建议和治疗。最好每个月带宝宝看一次颅骨整骨医生，这将有助于促进宝宝口腔和面部的和谐发育。

牙齿 6～12 岁儿童的牙齿

6～12 岁是孩子牙齿的过渡期。在此期间，他们的乳牙和恒牙并存。等到 6 岁的时候，他们的乳牙后方就会长出四颗第一磨牙，也就是"六龄牙"。这些牙齿有的时候会被忽视，因为一些父母缺乏对口腔知识的了解，认为它们是乳牙，加上它们萌出的时候也没有什么明显的迹象。刷牙的时候，一定要把牙刷再往口腔深处伸一点，以便更好地清洁第一磨牙。这几颗牙齿要比其他牙齿更为珍贵，因为它们是口腔整体平衡的基础，也是从头到脚整个体态和身体平衡的基础。

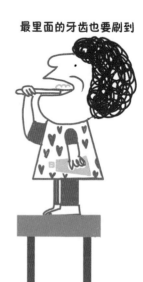

最里面的牙齿也要刷到

当心摔倒磕伤下巴！

这类创伤往往被忽视，特别是如果孩子没有喊疼的话，家长就更注意不到了，但是它给孩子下颌骨生长带来的后遗症远比我们想象的严重。而我们只有在孩子长大成人、牙弓上的牙齿全部出齐以后才会意识到这一点。等到那时，你会发现孩子脊柱侧弯、笑容不对称，下颌也总咔咔作响、脱臼或是卡住。幼儿的髁突还是软骨，因此摔倒后磕伤下巴会导致关节骨折。即使没有出现骨折，髁突也会固定在错误的位置，进而造成下颌骨生长不对称、恒牙排列不齐。在这种情况下，牙齿的平衡就很难恢复了。下颌骨不对称又会引发体态不对称，这就是儿童出现早期脊柱侧弯的原因。孩子在幼儿时期会经常摔倒，因此最好定期带他们去看整骨医生或脊柱按摩医生，检查一下颌骨是否有轻微创伤，如果有就及时治疗，这样可以确保孩子的身体健康发育。

　　从孩子 6 岁开始，家长最好就带他们去看正畸医生，进行预防性检查。建议咨询专门从事功能性、阻断性和预防性正畸的医生。不管牙科医生提出什么治疗方案，在接受治疗的同时，都要定期带孩子去看整骨医生或脊柱按摩医生。针对这个年龄段，最好是每个月去一次，如果已经发现孩子存在体态不平衡和牙齿咬合问题的话则更应该这么做。

　　继第一磨牙后萌出的是中切牙，它也会取代乳牙的位置，象征着牙齿的价值。

　　在 12 岁之前，孩子的乳牙会逐渐脱落，并由恒牙代替。在此期间，一定要坚持每半年检查一次牙齿。这时孩子已经掌握了正确刷牙的方法，因此以后的早晚刷牙都要让他们自己完成。

你知道如何正确地给孩子刷牙吗？

要采用旋转式刷牙法，也就是竖向从牙龈往牙冠方向旋转着刷，而且在给孩子刷牙的同时也要按摩牙龈。牙齿的每一面都要刷到：先刷面向嘴唇和脸颊的外侧，再刷面向舌头的内侧，最后刷咬合面。刷牙时一定要专心，不要漏掉任何一颗牙齿。不需要很用力地刷牙，但是要确保刷牙的时间足够长，这样才能把牙齿上的牙菌斑都清理干净。刷完牙之后，用舌头检查一下口腔是否干净。当然，成年人也可以使用同样的方法来清洁自己的牙齿！

在孩子 6～7 岁的时候，他们的第一磨牙就会完全萌出。这时应该在这些牙齿的窝沟中充填预防性树脂，注意确保用于充填的液体复合材料中不含双酚 A。具体情况请咨询牙医。

让我们说说糖

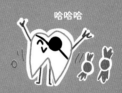

龋齿是命运的安排吗？

通过研究考古挖掘出的不同时期的头骨，我们发现龋齿在过去非常罕见：古代 100 颗牙齿中只有 3 颗是龋齿。直到 17 世纪时，龋病才开始蔓延开来，并随着食品工业的发展而增多。到了今天，近 80% 的人的牙齿都患有龋病。

在瑞士的偏远山谷里，一些居民的牙齿一度非常健康，直到当地修建了公路和铁路，引进了许多其他地方的产品并改变了居民的饮食习惯，他们的牙齿才开始出现龋坏。

第二次世界大战期间实行食物配给制度，人们对白糖、精制面粉和加工食品的消耗大大减少。当时，6 岁学龄儿童的龋齿数量下降了一半，而食物配给制度结束后，这一数量又迅速恢复到了战前水平。

1930 年，美国口腔医学家韦斯顿·普赖斯（Weston Price）对原始居民进行了一项有趣的研究。他将一直生活在其领土上并保留传统饮食习惯的原始居民与其移居到城市的亲人进行比较。普赖斯博士发现，不论是在哪个大陆上，留下来的原始居民都以纯天然产品为食，牙齿非常健康；而那些移居到城市的人从第一代开始就出现了龋齿，甚至还出现了颌骨畸形和牙齿错位等不可逆的颌面部变化。加工食品中缺乏维生素和微量元素，与精制糖一样饱受质疑。

那么，人们对牙齿保健的认识是不是错误的呢？

如今人们常说的牙齿保健措施不外乎就是好好刷牙、使用含氟牙膏、停止吃糖以及一年做一次牙齿检查。这些都还算合理。有时候一些人推荐使用牙线，但是那些不知道如何使用牙线的人又建议不要使用它！

有些人认为牙齿好坏是命运的安排、父母的遗传或"运气不好"。然而，正如我们刚刚了解到的那样，早在 20 世纪 30 年代，普赖斯博士就明确指出，工业化食品和"背井离乡"带来的生活环境改变会引起牙齿龋坏和牙弓发育畸形。由此证明，这些疾病不具有遗传性，它只能算是如今表观遗传学的一部分，也就是说，尽管基因具有遗传性，但是我们的生活环境可以改变基因表达。因此，我们也得出一个乐观的结论：人们都有机会通过改变自身所处环境来保证牙齿健康。

　　我们在第一部分已经了解到，牙釉质是牙齿的外围保护层。牙齿和唾液在牙釉质表面不断地进行矿物质交换。进餐时，任何通过口腔的食物都会导致牙釉质表面脱矿。唾液具有"缓冲能力"，可以维持口腔内环境的酸碱平衡。餐后，唾液凭借这种能力将矿物质带到牙齿表面，促进牙釉质再矿化。如果饮食均衡，即饮食中富含维生素和矿物质的话，唾液就能很好地促进牙釉质再矿化。牙釉质表面的离子交换达到平衡的话，牙齿也会保持健康。

　　与之相反，如果饮食中多含糖或工业酸性食品，那在进餐时，牙釉质表面的脱矿情况就会非常严重，而且在餐后的唾液中也没有足够的矿物质来促使牙釉质再矿化。此外，如果白天经常吃零食，牙釉质脱矿的时间就会大大增长，进而导致牙齿龋坏。

　　牙齿龋坏不仅是因为牙齿表面残留食物糖分！你吞下去的糖分除了会消耗你的营养，也会诱发龋齿。加工食品和精制食品往往富含隐性糖分，它们会改变营养物质在组织中的运输，进而扰乱消化系统和内分泌系统。高血糖会引起胰岛素抵抗，进而诱发全身炎症。这是酸中毒的第一个信号，这种炎症往往会发生在牙龈上。由于血糖长期居高不下，身体就会开始脱矿。白糖和精制碳水化合物会从骨骼和牙齿中吸收钙来增加血液循环中的钙含量。这就是代谢性酸中毒的原理。

　　只有白糖才会带来这些危害。在前文提到的贝甘博士的著作中，我们了解到，有机原蔗糖不仅无害，而且可以预防龋齿。它富含矿物质、微量元素和多种维生素，能使牙齿乃至整个身体对各种病原体保持警惕状态。通过对儿童患者的大量研究，贝甘博士发现，龋齿的患病率与食用白面包和白糖有很紧密的联系。而那些食用全麦面包和红糖的孩子则很少患有龋齿，他们的父母不需要带他们去看牙医，省力又省钱。贝甘博士一直在寻找一种理想的糖，最终他在印度找到了一种"穷人"的糖——粗糖。贝甘博士强调，这种有机原蔗糖是一种高能量的天然食品，不仅能有效预防龋齿，还能保护骨骼、牙齿和身体的健康。贝甘致力于从孩子出生后的饮食入手来预防龋齿，从而为他们长大成人做准备。他本人可以说是这一领域的先驱，经他诊治过的患儿的父母很高兴看到他们的孩子在成长过程中没有龋齿。这要归功于一种完善的饮食制度，这种制度并不是革命性的，而是智能化的。与精制加工不同，它并不会剥夺食物中有用的保护性成分。由此可知，牙齿保健也是由内而外的。

纳迪娜·阿泰米斯（Nadine Artemis）在《牙齿与牙龈健康》（暂译名，*Dents et gencives saines*）一书中写道："保持口腔健康的关键在于食用纯净的食物、维持荷尔蒙平衡、吸收充足的矿物质以及保持牙齿内外的液体正常循环。"

正确饮食可以从内部滋养牙齿和牙龈。注意正确饮食不仅仅是停止吃

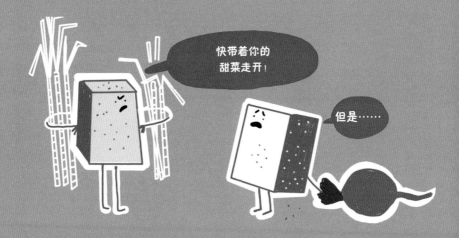

糖。人体循环可以通过牙髓血管将维生素和矿物质带到牙齿内部，进而使牙齿外部变得美观、坚固。

那么，虽然这个目标看起来有些不切实际，但是我们如何才能尽量让孩子不染上"糖瘾"呢？第一条规则就是不让孩子吃白糖，至少在 3 岁之前不让他们吃白糖。要让他们从小就习惯吃天然糖，即果糖和粗糖，这样，他们就会自发地排斥加工糖果。加工糖果不仅对牙齿有害，而且还会影响他们的身体健康。

强烈建议大家不要往家里买这些糖果。你可以把榛子、杏仁和各种干果当作"糖果"来给孩子吃。只要他们不去参加其他孩子的生日会，他们就会像相信圣诞老人的存在一样，相信这些"糖果"的真实性。这些都是有利于他们身体健康的善意谎言！我的三个女儿都不喜欢吃菠菜，但是她们多年来都很喜欢我在家里给她们做的"魔法草"。此外，从小就要让孩子知道糖果是庆祝用的，而不是安慰用的。这一点非常重要。当孩子伤心的时候，他们需要的不是一颗糖果，而是一个拥抱！牙医每天都能在成年人身上看到这种移情带来的不良影响。

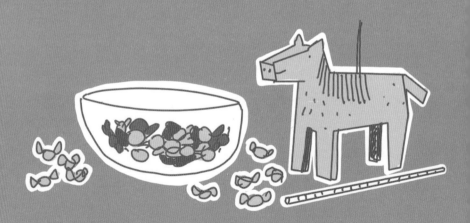

青少年的牙齿

现在让我们来谈谈 12～18 岁青少年的牙齿问题。

"十二龄牙"（即第二磨牙）和恒尖牙的萌出意味着孩子结束了儿童时期，正式步入青春期。在这个阶段，很多青少年都会佩戴牙套。事实上，如果没有采纳前文给出的各种建议的话，等孩子到了 12 岁左右，他们的口腔将变成一个真正的战场，只有依靠正畸治疗才能拯救……前文给出的建议包括：

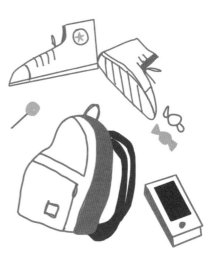

- 从出生起就定期找整骨医生检查；

- 有效咀嚼；

- 用鼻子呼吸；

- 把舌头摆放在正确的位置；

- 尽早停止吮吸奶嘴或拇指；

- 有机、均衡的饮食；

- 在平静且安全的环境中接受教育；

- 尽早矫正颌面功能障碍。

• 当青春期碰上正畸治疗

这里有几个关于正畸治疗的建议，可以帮助孩子在青春期尽可能过得轻松一些。首先，花时间多咨询几位正畸医生，了解各种治疗方案。尽量避免拔除前磨牙，最好选择功能性正畸治疗。这样一来，通过刺激颌骨生长，小时候发育不充分的颌骨扩张，牙齿排列自然就会愈发整齐。这种治疗应包括咀嚼、鼻呼吸和吞咽功能方面的矫正。矫正这些功能是非常重要的，一方面是因为它能自然地加快正畸效果；另一方面是因为它有利于长期保持正畸效果。正音医生可以指导孩子进行这类功能矫正。市面上也有一些功能矫正器，通过进行特定的练习便可以帮助纠正舌头的摆放位置。

在青春期：

由于牙弓空间不足，拔除 4 颗前磨牙

+拔除 4 颗智齿，以免造成正畸效果反弹

+由于功能或解剖结构异常，吞咽时舌头位于口腔底部

+口呼吸，引发多种耳鼻喉疾病

=成人睡眠呼吸暂停综合征

在孩子戴牙套的整个过程中，建议家长带他们定期咨询整骨医生，以引导和控制由牙齿移位产生的身体张力。事实上，如果正畸治疗进行得过快，可能会导致矫正者脊柱侧弯。此外，如果

孩子的下颌在幼年时期受过创伤，例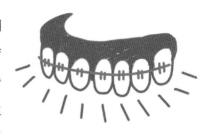
如摔倒时磕伤了下巴，那么正畸治疗
作用在这类颌骨上时也可能会引起脊
柱侧弯。如果整骨医生不能在孩子生
长发育结束前跟进治疗的话，等孩子
成年后，这种脊柱侧弯就是不可逆的了。每个月配合正畸治疗做
一次整骨治疗，真的是在为未来的健康增值。

> 建议每半年带孩子做一次牙齿检查。每个月接受一次正畸治
> 疗不等于牙齿检查！虽然正畸医生会提醒牙套下的牙齿有龋坏的
> 风险，但是龋齿治疗并不在其能力范围内。戴牙套的地方会积累牙
> 垢，因此，建议每半年洗一次牙，这样不仅可以预防牙龈发炎，还
> 能防止牙根或牙套下方的牙齿出现龋坏。

　　在孩子 6 岁的时候，他们的第一磨牙就已经做过预防性树脂
充填。而在孩子 12 岁的时候，就可以在第二磨牙和前磨牙的窝
沟里充填液体预防性树脂了。当然，必须要使用不含内分泌干扰
物的液体树脂。只有这样才可以真正做到预防龋齿。

• 青少年的饮食

　　青少年时期的饮食非常关键。现在的青少年喜欢零食、汽
水、面食、比萨和汉堡，却很少吃水果和蔬菜，他们的身体严重

缺乏营养，尤其是缺乏维生素 C。也正因如此，维生素 C 缺乏病在青少年身上又卷土重来了。这一病症曾多发生于水手身上，因为他们在漫长的航行中吃不到新鲜的水果和蔬菜。维生素 C 缺乏病在口腔的显著表现为牙龈坏死，会出血、感染和毁坏。此外，这种饮食不均衡也会导致新陈代谢失衡，它在青少年身上具体表现为脸上长痘和牙齿发生腐蚀。酸性唾液会导致牙釉质融化并消失。如果压力大的年轻人经常咬紧牙关或磨牙，他们的牙齿就会出现严重磨损，咬合面的牙釉质会完全失去保护。至于经常喝汽水的人，他们所有牙齿的表面都会出现脱矿的现象，这会导致牙齿对冷热超级敏感，其牙釉质甚至还可能完全消失。现有的唯一治疗方法就是用牙冠或牙贴面覆盖所有的牙齿，创造人工牙釉质……而这就是牙齿生命终结的开始。

在嘴唇、舌头或牙龈上穿孔不仅会引起口腔感染，还会对牙龈和口腔组织造成不可逆的破坏，甚至会导致牙齿出现裂缝。更为不幸的是，穿孔、酒精和烟草的组合通常会成为口腔癌的温床。

如今，口腔教育和牙齿保健取得了长足进步，青少年已经很少患有龋齿了。然而，伴随着青春期而来的还有可怕的魔头 —— 酒精和烟草。法国国家健康与医学研究院的一个研究小组表明，70% 的口腔、喉部和咽部癌症都与这两个魔头有关，而且患病的群体越来越年轻。在得出这个结论之前，我们都知道，单是烟草就足以对口腔造成一定的伤害了。它不仅会导致牙斑、口臭、味觉和嗅觉障碍，还会破坏牙根周围的牙槽骨。此外，它还会导致牙齿出现褐色斑渍，这些斑渍会演变成牙龈坏死。由于烟草中某些成分的麻醉作用，患者往往感觉不到疼痛。吸烟者的牙龈很少出血，因此也没有任何迹象方面的证据向他们表明牙槽骨和牙龈其实正在悄悄地遭到破坏。等到他们察觉到异常的时候，通常为时已晚，唯一的解决办法就是拔牙。如果长期沾染酒精、烟草的话，不出十年就得要拔第一颗牙齿了，那些身体瘦弱和牙齿容易脱矿的年轻人则更要小心。在青少年意识到生命的神圣性之前，建议他们每半年做一次牙齿检查，并严格做好牙齿卫生，这样可以降低烟酒两大魔头对牙齿造成的伤害。

孩子到青春期的时候就可以开始使用牙线了。每天晚上刷牙前，先用牙线清洁牙缝。最好选择宽一点的牙线，剪出40厘米左右的一段，将牙线两端缠绕在示指上，使其绷紧。然后以水平方向将其轻轻插入两颗牙齿之间来回摩擦。牙线进入牙缝后，要顺着牙齿的弧度并贴着牙面轻刮（前／后、上／下），注意不要让牙线保持竖直。一面刮完了，再以同样的方式清洁另一侧的牙面，然后继续清洁其他的牙缝。用牙线清洁完牙缝之后，再开始刷牙。刷牙时还是采用前文提到的旋转式刷牙法：竖着刷，而且要以从牙龈往牙冠的方向旋转着刷，在刷牙的同时还要按摩牙龈。早晚一定要刷牙，有可能的话，午饭后也要刷牙。

最后，建议在剧烈运动的时候佩戴护齿器，以避免牙折。一旦发生牙折，请尽快去看牙医。

智齿告诉我们的事

在青少年时期，部分孩子的智齿还处于牙胚阶段，在颌骨里生长，因此，在这个时期他们不需要拔除智齿。然而，等到高考或是其他考试的时候，智齿可能就会萌出，给他们带来痛苦。智齿疼痛与考试和择业压力之间存在一定联系。在牙齿的象征意义中，不同智齿出现疼痛的意义有所不同，了解这一点可以帮助我们解读某些无意识的压力：

● 如果是位于右上方的第18号牙齿出现疼痛，则意味着找不到学习计划的意义。

● 如果是位于左上方的第28号牙齿出现疼痛，则意味着对自己缺乏信心。

● 如果是位于左下方的第38号牙齿出现疼痛，则意味着感到孤独。

● 如果是位于右下方的第48号牙齿出现疼痛，则意味着正在寻找职业目标。

牙齿 **成年人的牙齿健康**

• 压力和龋齿

现在，人们已经认识到，生活压力大容易诱发龋齿。从新陈代谢角度来说，这是因为压力大容易引起人体酸中毒，而酸中毒又会导致炎症和脱矿。由于肠壁发炎和肠道通透性，压力大的人的肠道无法再吸收矿物质，随之，他们的身体就会出现矿物质缺乏的情况。而血液需要矿物质来满足细胞的需求并维持自身的酸碱度，因此它就会在骨骼和牙齿中吸收矿物质。之所以选择这两个组织，一方面是因为它们的生物利用度最高（即最容易从组织中分离）；另一方面是因为它们对生命延续并没有那么重要。总之，压力不仅会导致牙齿脱矿进而诱发龋齿，还会导致牙根周围的牙槽骨脱矿进而诱发牙周病。此外，压力也会以同样的方式致使全身骨骼脱矿，从而诱发骨质疏松。

在这方面，中医也有自己的见解。中医认为调节骨骼和牙齿矿化的是肾经。如果肾经的能量很弱，包括钙在内的矿物质就会自动从牙齿或骨骼上脱落。因此，我们可以从肾经和酸碱平衡着手强化牙釉质。当情绪过于强烈，对生活已经造成一定影响而又无法控制它的时候，我们就会感到压力很大。焦虑、恐惧、愤怒等情绪都是我们日常压力的来源。中医告诉我们，人体有"天地阴阳"之说，相对地，口腔也有"左右上下"之说。每条经络都对应一种情绪，每颗牙齿也都对应一条经络。因此，根据压力性质的不同，龋坏出现的口腔区域也会有所不同。当学业和工作与我们的身份、价值观和人生使命不相符时，我们就会遇到压力，这时口腔右上方的牙齿就容易出现龋坏；当我们在恋爱关系或亲密生活中感到压力，又或是难以表达自己的身份时，口腔左上方的牙齿就容易龋坏；如果我们遇到的压力与土地管理、同居、搬家、遗产纠纷等家庭矛盾有关时，龋齿就容易出现在口腔左下方；最后，如果龋齿出现在右下方，则意味着我们的压力与金钱问题、报酬不足或专业技能不被认可等有关，这些问题往往会让我们感到挫折和矛盾。

将牙齿疾病与情感联系在一起，并不意味着患者就不需要针对疾病接受相应的牙齿治疗了。有的人可能会认为，只要自己搞懂了牙齿疾病的情感意义，龋齿或牙神经就会自行痊愈。这种想法大错特错。根据牙齿病理学，等牙齿的破坏达到一定程度之后，组织就不再具有自我再生的生物潜能了。因此，哪怕你清楚地知道导致牙齿疾病的情感原因，你也还是要去看牙医！牙齿会感谢你的！

了解牙齿的象征意义及其包含的情感意义并不能让你免于定期的牙齿检查，但是它可以帮助你以更好的状态接受牙齿治疗，避免一些痛苦的手术后果。而且最重要的是，它有助于防止牙齿疾病复发。身体上的治疗和情感上的治疗是相辅相成的，二者的结合自然而然就能让你在生活中更加注重牙齿保健。

● 预防龋齿的食品

我们总是在讲哪些食品容易诱发龋齿，但你知道还有一些食品可以预防龋齿吗？牙齿健康与两个因素有关：一个是外部因素，也就是牙釉质表面的状况；另一个是内部因素，也就是牙髓的状况。牙髓中不仅有引起牙痛的"牙神经"，还有连接牙根并为牙齿输送养分的血管。以这种方式进入牙齿内部的液体必须富含各种牙齿所需的矿物质等营养物质，只有这样才能帮助牙齿抵御外敌，最终保护牙齿健康。

在外部攻击牙齿的物质主要是酸。牙齿本身富含矿物质，因为它主要是由一种叫羟基磷灰石的矿物质组成的，而酸会导致牙齿脱矿。从字面上看，"酸"指的是食物、汽水和柠檬中的酸性物质，但从广义上来说，它指的是口腔能感觉到的一切酸性物质，这些物质通过脱矿会直接作用于牙釉质。如果大家平时饮食均衡，并且注意保持口腔卫生，含有矿物质的唾液就会在两餐之间促使牙齿再矿化。由此，牙齿表面不断交替进行着食物引起的脱矿和唾液引起的再矿化。在进食之后，牙齿需要一些时间进行再矿化，这也是提倡尽量不要在两餐之间吃零食的原因。

以柠檬汁为例。喝完柠檬汁以后，你会发现口腔里有一种奇怪的感觉，牙齿表面也会变得有点粗糙，半小时之后感觉才会恢复正常。在这段时间里，唾液中的矿物质会再次沉积在牙釉质上，帮助牙齿再矿化。矿物质是通过基质固定在牙齿上的，一旦牙齿脱矿，这些基质就会暴露在表面。因此，如果一喝完柠檬汁便吃东西或者刷牙的话，这些基质就会被清除掉，或是出现断裂和磨损。这样一来，唾液中的矿物质就无法再沉积在牙齿上了。随着时间的推移，牙釉质会一点点地消失，而且这种消失是不可逆的。如果你在沙拉酱里加入柠檬，也会造成同样的结果。更糟糕的是，吃柠檬的时候免不了要多咀嚼几下，长此以往，牙齿咬合面的牙釉质就会全部消失。

如果你不希望汽水或（有机）柠檬汁中的酸性物质影响到自己的牙齿，请遵循以下几点：

- 尽量使用吸管，以避免饮料与牙齿接触。
- 喝完饮料后，用清水多次漱口直到口腔中酸酸的感觉完全消失。
- 喝完饮料后，至少在半小时内都不要进食和刷牙。
- 请勿在沙拉酱中加入柠檬，吃饭时不喝汽水。

吃什么才能让牙齿更坚固？

要多摄入一些可以稳定钙的矿物质，比如维生素 D、磷、二氧化硅和镁，它们都是牙齿保持坚固的基础。除此之外，还需要摄入维生素 E、维生素 A 和维生素 K_2。此外，只有肠道健康且菌群平衡的时候，肠道才能吸收这些矿物质和维生素。维生素 K_2 对牙齿保持健康非常重要，它通常存在于优质肉类和奶制品中，发酵食品中也富含维生素 K_2。在矿物质方面，美国医生梅尔文（Melwin）博士的研究表明，如果一个人的钙磷比例为 10∶4，他

就不会患有龋齿，而那些龋齿患者血液中的磷含量通常都在 3.5
以下。含磷最多的食物有奶酪、可食用酵母、小麦胚芽、种子及
坚果、肝脏、鸡蛋、豆类和藜麦。

最好不要在饮食中添加白糖。就像前文解释的那样，残留在
牙齿上的糖分虽然不会直接引发龋齿，但是牙菌斑中的细菌会将
其转换成酸，进而导致牙齿出现局部龋坏。糖在人体内还有致癌
作用：血糖过高会导致激素紊乱，进而消耗营养物质，使人体出
现炎症和酸中毒。此外，过度精制的加工食品会扰乱消化系统和
内分泌系统，使身体缺乏营养。建议你和孩子都尽量食用有机原
蔗糖或椰糖，它们的血糖指数非常低，而且富含微量元素。

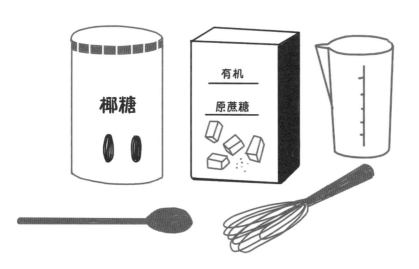

教你8种从压力中
拯救牙齿的方法

1 使用电动牙刷。只要 1 分钟的时间它就能达到手动牙刷 3 分钟的效果。建议选择带有压力传感器且刷毛非常柔软的刷头，这样有助于放松身体！

2 出行的时候，戴上耳机，用手机播放轻松的音乐。

3 早晨在饮用水中滴几滴安泰石植物浓缩液（暂译名，Antésite）[1]。它可以代替汽水和咖啡。

4 想吃零食？不如来一袋药草含片，有机不含糖，还有多种口味供你选择。

5 从你的牙医处买一副夜间防磨牙牙套，用来防止牙齿磨损。

6 如果现在还不能戒烟，建议先更换香烟的种类。可以试不含尼古丁和烟草的香烟，毒性比电子烟小，不是"牙龈杀手"。此外，这些香烟不含成瘾剂，能帮助吸烟者以温和的方式戒烟。它们的味道可能一开始会让你惊讶，但是两个星期之后你就会习惯了。

7 常备新鲜水果和榛子、杏仁等干果，用以解馋。

8 可以食用有机黑色生巧克力，它不仅能帮你抗压，还能预防龋齿。这对甜食爱好者来说，可终于有条好消息了！

---

1 由茴香或薄荷制成的植物浓缩液，无糖且不添加着色剂。——译者注

如何从饮食入手预防龋齿

- 饮食以发酵食品为主。

- 减少食用甚至不食用小麦制成的白面粉。

- 多吃新鲜水果、蔬菜和食物，多吃包括肉类在内的有机食品，尽量少吃加工食品。

- 在非用餐时间大量饮用纯净水。

- 饮用木贼茶和荨麻茶，在汤和沙拉中添加荨麻粉。

- 补充维生素 D_3，多晒太阳。

- 关注食用油的质量，建议选择冷榨有机食用油。

- 在饮食中加入发酵鱼肝油和未经巴氏灭菌的生黄油，或者服用维生素 K_2 补剂。

- 长期咀嚼南瓜子和坚果，把它们当作零食。

- 用南瓜子油做沙拉。

- 进行油拔，也就是用油漱口：晚上刷牙后，将一汤匙南瓜子油含在嘴里，来回漱口 10 分钟，然后将被乳化的油吐出，不需要再用水漱口。建议定期隔月晚上都漱一次。

• 预防牙龈疾病

前面我们已经详细介绍了牙周病的病因。总的来说，外部因素是牙菌斑和牙结石，内部因素是矿物质缺乏、肝脏疲劳和肠道发炎。那有什么方法可以有效预防牙龈疾病吗？

刷牙

预防牙周病的第一要务就是保证刷牙的质量。刷牙是为了清除所有牙齿表面的牙菌斑。换句话说，刷牙时要将牙齿的咬合面、颊面、舌面及邻面缝隙都清洁干净。没有牙周病的人可以用牙线清洁牙缝，而由于牙周病患者牙间和牙周的牙槽骨已经开始回缩，他们必须先用牙线清洁患牙间隙，然后再用牙间刷二次清洁这些牙缝。牙周病也被称为"牙根外露"。

洗牙

牙周病的第二个病因是牙结石。如果你没有保持半年一次或至少一年一次的洗牙频率，牙齿表面的牙结石就会挤压牙龈，迫使牙齿和牙龈分离。然后它们越积越厚，最终形成牙周袋。牙周袋的出现意味着牙齿周围的牙槽骨遭到了破坏。随着时间的推移，牙结石对牙槽骨造成的伤害会越来越不可逆。牙周病恶化的速度是相对较快的，但具体情况还要取决于个人的体质和抵抗力。

保护牙齿

牙周病意味着大量的毒素和细菌都集中到了牙龈。我甚至要建议大家，不要和牙周病患者接吻，因为牙周病是会传染的，其主要致病菌可以通过唾液传播。因此，如果你的体质较弱，你有可能会患上牙周病。但是你怎么知道自己的另一半是否患有牙周病呢？最简单的就是看他/她有没有口臭，如果有，那么建议在你们第一次接吻之前请对方先去做牙齿检查！

体重超标以及随之而来的新陈代谢失衡和肠道炎症也会诱发牙龈疾病。这些疾病不仅会在口腔内形成感染灶并持续将大量细菌和毒素扩散到全身，还会消耗免疫资源。这些毒素会附着在脂肪组织上，引起慢性炎症，使减肥越来越困难。

排毒

　　确诊牙周病后，应该先进行局部治疗。根据骨质流失量和牙龈局部炎症情况，这类治疗会持续6~10个月。要知道，牙周病是一种代谢性疾病，换句话说，它是由身体缺乏营养和中毒造成的。因此，在进行牙周病局部治疗的同时，也要给肝脏排毒。此外还要配合肠道治疗，使肠壁和肠道菌群再生，清除消化道内的寄生虫、阿米巴原虫或真菌，只有这样才能加速牙龈愈合，以长久保持牙龈健康。在局部治疗期间，也可以配合能够有效调节人体代谢以及增强免疫力的其他治疗方案。

什么是牙周病局部治疗？

　　事实上，不同阶段的牙周病采用的治疗方法也是不同的：如果是单纯的牙龈炎，只要洗牙就可以完全恢复；如果是晚期慢性牙周病，那就必须接受为期一年的强化治疗，而且还要坚持终身护理以维持治疗效果。不过，无论是哪个阶段的牙周病，都有以下3个治疗目标。

❶ 治疗病因，比如炎症、牙齿卫生、新陈代谢、生活方式和饮食。

❷ 清洁和消毒牙龈。一般来说，可以通过洗牙和龈下刮治来清洁牙周。实际治疗时采取的技术还要视牙周病所处的阶段和牙医自身而定。但不管采用什么方法，其目的都是把牙龈下的牙菌斑和牙结石清除干净。这是一项相当细致的工作，因为如果患牙骨质流失很严重的话，牙龈下、牙根之间的牙结石是很难清除的。这个阶段需要1~4个疗程，有时甚至需要动手术。此外，有些牙医也会使用激光对这一区域进行消毒。

❸ 促进创伤愈合、骨骼再矿化和组织再生。这一步不是必要的，要视患者的生活方式和口腔局部卫生状况而定。

等到牙周病稳定下来以后，建议马上进行护理和复查。一般每半年或一年复查一次，如果骨质流失非常严重的话，最好每隔3~4个月就复查一次，这样可以避免感染和炎症复发，防止破坏治疗效果。

牙齿咬合也会诱发牙周病并使其恶化！如果牙齿在咀嚼时受力不均衡，那么受力更大的牙齿就会发炎，其周围的骨质流失也可能会加速。因此，在治疗牙周病时，也要关注口腔平衡。

• 预防成人龋齿

龋齿会出现在各个年龄段，成年人也有龋齿多发的关键时期。研究观察表明，压力、饮食不均衡、牙齿卫生状况变差、激素紊乱以及某些药物的使用都会导致牙齿和牙龈变得脆弱，进而对口腔健康造成不可逆的伤害。

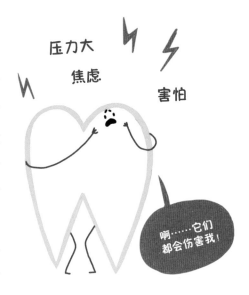

对刚结束青春期、迈入成年期的年轻人而言，只有饮食不均衡和牙齿卫生不佳才会真正损害自己的牙齿健康，这主要与生活压力大有关。在这个人生的关键时期，他们要步入成年生活，承担起新的责任，每个人都承受着或多或少的压力，例如考试、毕业、找工作或换工作、新家、来自室友或另一半的压力等。这一切都与"领地"的概念有关。成年生活是一片有待发现和征服的"领地"，在征服它的过程中，年轻人或多或少都会无意识地感到强烈的担忧和恐惧。人的一生总会遇到很多巨大的变化和新鲜事物，它们都会让人感到恐惧和焦虑。可能有人会说自己"一点都不害怕"，但其实他们也会经常感到恐惧。幸运的是，恐惧感有时候能让我们更好地保护自己。牙医发现，这个时期的年轻人就算此前牙齿一直非常健康，有时候也会突然患上龋齿，如果他们没有每年检查牙齿的习惯，可能还需要接受杀神经治疗、戴牙冠，甚至拔牙。

第二个会给年轻人带来压力的时期是孩子的降生。前文中提到,对妈妈而言,是"一胎换一牙",这句话对爸爸同样适用!爸爸也要面对与"领地"管理有关的情感,尤其是爸爸要与孩子分享自己的妻子,要知道这可不是一件容易的事。因此,在一家三口的新生活中,有些爸爸可能会"咬牙切齿"!所以,在此期间,建议爸爸们做一次预防性牙齿检查。与此同时,就像高压锅会通过排出气体来释放压力一样,爸爸们在意识到这种领地管理的困难后,可以跟另一半倾诉,表达自己的感受,释放自身压力,以避免心理压力过大而引发龋齿,我将其称为"年轻爸爸的龋病"。

随后,搬家、失业、新的工作责任、离婚、疾病、家庭矛盾等生活中遇到的事件都有可能会对牙齿健康产生影响,而且每次都是出于同样的原因:压力会激发恐惧,从而消耗能量,使身体处于酸中毒状态。酸中毒会导致身体脱矿,因此牙龈下的牙齿和牙槽骨就会出现脱矿现象。在压力大的时候,矿物质会发生渗漏。如果在此期间还存在饮食不均衡、牙齿卫生状况下降、缺少牙齿检查等情况的话,很可能你马上就会需要杀神经、戴牙套、打牙桩,甚至还要做种植牙或装义齿。

步入更年期后,人们会出现激素失衡、矿物质缺乏和骨质疏松的问题。牙周病患者的病情会进一步恶化,以前牙齿非常健康的人也会出现牙根周围牙槽骨开始流失的情况。因此,在这一时期,必须有计划地定期摄入矿物质、微量元素、维生素(尤其是维生素 D_3)和二氧化硅,以改善激素变化的副作用。

• 成人牙齿保健和口腔卫生

　　每年做一次牙齿检查是非常有必要的，在生活压力大或新陈代谢迅速变化的时期甚至每半年就要进行一次检查。对于牙科疾病患者，更是推荐每半年检查一次。千万不要等到疼痛难忍的时候才去看牙医，否则你的牙齿和钱包将会两空！

　　经常看牙的人或是长期缺少一颗或多颗牙齿的人会出现牙齿移位，有时甚至会出现颌骨移位。比如说，如果一个人由于右侧牙齿长期疼痛或缺牙，久而久之便习惯用左侧牙齿进食，其颌骨就会出现弯曲，进而引起耳鸣、偏头痛、颈部和背部疼痛等一系列症状，最糟糕的是一些健康的牙齿也会随之出现磨损和折断。

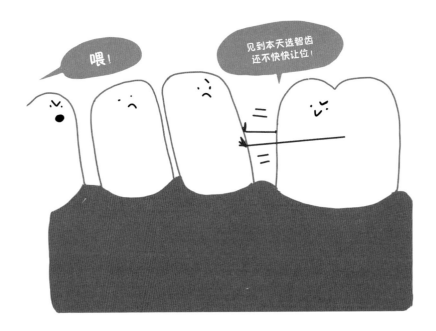

因此，在进行牙齿检查时，请让牙医一并检查你的口腔整体平衡，并接受替换缺牙等必要的治疗，这是非常重要的，因为健康的口腔必须是一个平衡的整体。

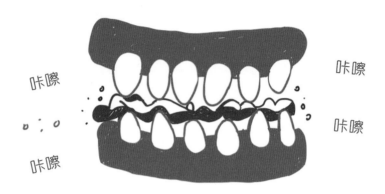

不管在人生的哪个年龄段，牙齿卫生都是牙齿健康的基础。选择"合适的刷牙工具"，辅以"正确的刷牙方法"，遵循"内行人的口腔清洁规程"（见后文），可以缓解牙齿被侵蚀情况及其超敏感性，为牙齿健康打下良好的基础。

最重要的是，记得要咀嚼！正如甘地所言："嚼汤喝饭。"其实还应该补充一句："咀嚼可以保证牙齿健康，但前提得是健康的牙齿，这样才能有效咀嚼。"科学研究表明，咀嚼能力强的人往往记忆力和认知能力更好。

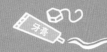 # 合适的刷牙工具

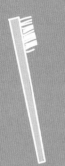

● **一把好牙刷**应该有一个小刷头，这样它可以很容易就清洁到口腔深处的牙齿。它的刷毛既不能太硬也不能太软，达到在不刮伤或磨损牙釉质的情况下清除牙齿上的牙菌斑的目的即可。刷毛的密度可以根据每个人的牙齿敏感度进行选择。但无论如何都不要使用硬毛牙刷，而刷毛很软的牙刷最好留给术后使用。

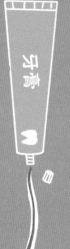

● **牙膏**不仅可以清新口气，还可以消炎、稳定唾液酸碱度、美白牙齿、促进牙齿再矿化或缓解牙齿敏感度。然而，为了实现上述功效，大多数工业牙膏中都含有许多本不应该出现在口腔中的物质，它们不但对人体有害，而且会污染地球！例如，作为发泡剂使用的月桂醇硫酸酯钠会造成口腔菌群突变，还会导致口腔溃疡复发。甲醛、三氯生和二氧化钛也都是牙膏中的常见成分，它们都属于内分泌干扰物，会诱发癌症。即使是牙医钟爱的消毒剂氯己定（或称洗必泰），如果经常使用也会对口腔组织造成严重损害，它会改变味觉、破坏口腔菌群平衡，并引起唾液腺发炎，甚至在持续使用几周后还会导致口腔黏膜细胞的 DNA 发生突变。如果你的动手能力够强，便可以按照网上的教程自己制作牙膏。或者更简单一点，你可以选择只含有天然活性成分的有机牙膏。综上，购买牙膏的时候请仔细阅读标签。

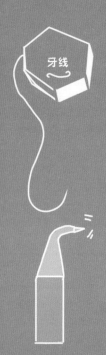

牙线

● 只要采用高效的刷牙方法，牙齿五面中的三面就都能刷干净。而剩下的两面，也就是与邻牙接触的位置，则需要使用牙线和牙间刷才能清洁干净。如果你的牙龈很健康，且粉色的牙龈乳头填满了牙间隙，那使用牙线就足够，因为牙间刷会伤害你漂亮的牙龈乳头。使用牙线的时候，需要将其轻轻插入两颗牙齿之间并水平来回摩擦。牙线进入牙缝后，要顺着牙齿的弧度贴着牙面从右到左、从上到下轻刮牙齿。一面刮完了，再以同样的方式清洁另一侧的牙面。如果你患有牙周病，或由于安装了牙桥或种植体而使得牙缝过宽的话，那么在用完牙线后，还应该使用牙间刷来好好清洁牙缝。牙缝是最容易聚积牙菌斑、形成牙结石的地方，牙周病往往就是从这里开始的。

● **水牙线（冲牙器）** 无法清洁牙菌斑，但它能在饭后有效清除卡在牙缝里的食物残渣。此外，它还能有效清洁牙桥下方和种植体周围的部分。水牙线通常需在饭后或刷牙前使用，但是注意，它不能代替牙刷、牙线或牙间刷。

● 如果你已经掌握了手动牙刷的正确使用方法，那固然很棒，而电动牙刷则可以帮你节约刷牙时间。无论电动牙刷的外形或震动原理如何，其使用方法都跟普通牙刷一样： 以竖向旋转运动为主，刷牙的同时按摩牙龈。不过，要对刷头的质量有一定要求。电动牙刷自带的刷头往往太硬，会损害牙龈，还会磨损牙釉质。因此，一定要换一个非常柔软的刷头。此外，有些医生建议只在晚上使用电动牙刷，早上还是要坚持手动刷牙，这对一些口腔敏感的人来说是个不错的建议。

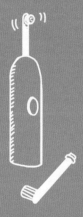

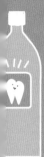

漱口水

● **漱口水**有治疗作用，因此，不能为了保持口气清新而每天使用。市面上有各种功效的漱口水，但是只能根据牙医的处方来短期使用。比如，再矿化漱口水可以暂时帮助唾液对牙釉质表面进行再矿化；在洗牙和龈下刮治前后可以使用漱口水进行消炎； 在牙齿感染或治疗真菌病的时候可以使用漱口水灭菌。无论是化学漱口水还是以精油为基础的天然漱口水，都不能长期每天使用。虽然它们不会产生抵抗力，但是长期使用会影响口腔菌群平衡，破坏口腔菌群稳定，使其无法发挥天然的保护作用，而这样就与治疗的目的背道而驰了。唯一可以长期使用的漱口水是前文提过的油拔，即把植物油含在嘴里来回漱口 10 分钟。牙龈脆弱的人可以使用椰子油，想要预防龋齿可以使用南瓜子油，想要清理排泄系统则可以使用芝麻油。

● **舌苔清洁**也是一种能够有效清理口腔的经典方式。人们通常会借助牙刷或刮舌器来清洁舌头，这样可以清洁到舌头最末端。

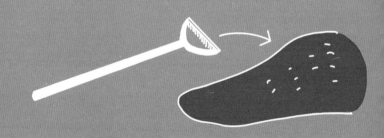

正确的刷牙方法

刷牙的首要目的是清除牙齿表面的牙菌斑。其次是为了按摩牙龈，以巩固并保护其免受牙周病的侵害。为了实现这两个目标，正确的刷牙方式是以竖向旋转运动为主，清洁的同时按摩牙龈。

右撇子通常从右上最后一颗牙齿的外表面开始，左撇子则从左上开始。在每颗牙齿上做数次竖向旋转运动，去除附着在表面的牙菌斑，逐渐将牙刷往另一侧牙齿移动。需要注意的是，牙刷向另一侧牙齿移动时，两侧牙齿交界处的一两颗牙齿（一般是尖牙）也要刷到。刷完所有上牙的外侧后，转向刷上牙的内侧，重复同样的动作。然后再刷牙齿的咬合面。接着用同样的方法刷下排牙齿：从右下最后一颗牙齿的外侧开始，刷完所有下牙的外侧面。同时，记得牙刷的刷毛应该伸入牙龈至少 5 毫米。继续竖向旋转运动刷下牙的内侧面，从左下最后一颗牙齿开始，在舌头和牙龈之间移动牙刷。从左往右慢慢地将所有的下牙内表面都刷干净。在这一过程中，我们会经过下切牙的后侧面：这里是最容易聚积牙结石的地方，需要刷两次。在刷切牙内侧时，无论是上牙还是下牙，都要将牙刷保持垂直，让刷毛能完全触及内侧面。

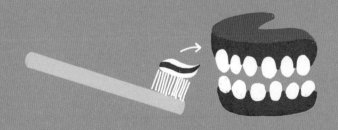

为什么要在饭前刷牙？

　　这个问题可能有些出人意料。我们在日常饮食中吃的酸性食物越来越多，大多数人都有酸中毒的现象，我基于这一观察提出了不同于主流建议的刷牙方案。

　　每天的第一次刷牙应在起床后空腹时进行，以有效清除夜间聚积的牙菌斑。早起还没刷牙的时候，人的口腔内会布满牙菌斑，牙釉质也处于脱矿过程，如果此时吃了顿酸甜可口的早餐（如橙汁、咖啡、面包或蛋挞，配黄油和果酱），则会加速牙釉质脱矿，增强牙菌斑在牙齿上的附着力。刷完牙再吃早餐，可以让口腔有时间分泌唾液，唾液具有抗龋齿的功效。

　　吃完早餐后不需要刷牙，必要的话可用水牙线清洁牙齿，将食物残渣清理干净。不要摩擦牙齿，因为摩擦会加剧牙齿在吃完酸性食物或甜食后的磨损。无论如何，只要是用餐后，即便饮食偏咸，牙齿都会不可避免地脱矿，脱矿程度视咀嚼的食物类型而定。所以，如果你喜欢饭后刷牙，应该先漱口，等半小时后再去刷。

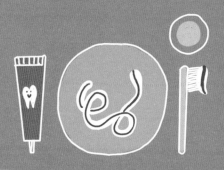

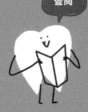

内行人的口腔清洁规程

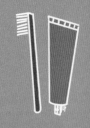

● **早晨起床后要空腹刷牙**。夜间，由于唾液量减少和牙菌斑聚积，牙齿会出现脱矿。而吃早餐会再次导致牙齿脱矿。因此，养成空腹刷牙的习惯可以让干净的牙齿在早餐脱矿前先进行再矿化，以减少伤害。

● **早餐后用清水和水牙线清洁口腔**。水牙线，也就是冲牙器，通常是在不磨损牙釉质的情况下，利用脉冲水流冲击口腔的每个角落，将卡在其中的食物残渣排出。只有牙齿表面干净了，它才能更好地进行再矿化。

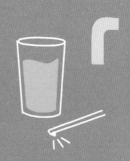

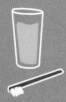

● **午餐后也要用清水或水牙线清洁口腔**。基于上述原因，最好在午餐前刷牙，在午餐后认真漱口。

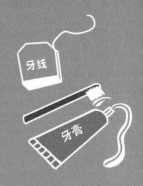

● **晚上睡觉前要先用牙线清洁牙缝**。只有当患有**牙周病**，或是由于安装了牙桥或种植体导致牙缝过宽时**才使用牙间刷**再次清洁牙缝。等这一切都完成之后再开始刷牙。

● 牙齿治疗注意事项

在这里我要宣布一则坏消息：即使寻求顶级的牙医帮助，使用最优质的生物相容性材料和（或）最天然的治疗方法，修补的牙齿也绝对不如你自己的健康牙齿……这句话尤其适用于那些牙齿被严重破坏、已经处于龋齿晚期的患者。这也是我写下这本书的原因 —— 真正的牙齿健康是从牙齿保健开始的。一旦牙齿受损，牙医只能尽己所能，根据牙齿病变的阶段来进行治疗。换句话说，在治疗之前拖延的时间越长，使用生物相容性材料和注重自然恢复的治疗难度越大。

● 治疗龋齿时，牙医会根据牙齿的具体疾病，在多种治疗方案中进行选择。现在的龋齿治疗已经弃用银汞合金充填物了，取而代之的是被广泛使用的白色复合材料，但它其实也含有毒物质。这种材料在投入使用的几年后，被发现含有内分泌干扰物、氟、双酚 A 和具有致敏性化合物的低分子量单体，这些物质会溶解在唾液中，导致人体荷尔蒙失衡。业界正在努力解决这个问题，一些实验室已经取得了一定程度的进展。

● 做牙冠时应当慎重选择材料。有时需要使用金属来制作牙桩，并将牙桩固定在牙根和牙冠结构里。这些做法都要遵循一定的技术要求，只有你自己的牙医可以为你提供正确建议。然而，如果由于技术限制而必须使用某种金属来制作假牙，请不要使用镍铬合金。10%的人对镍过敏，而30%的人对其不耐受（请参阅前文有关金属材料的部分）。我个人建议大家使用黄金合金，使用这种材料无疑会导致治疗费用大涨，但它对于健康具有真正的附加价值，而且人的健康是无价的。

● 现如今大多数的种植体都由钛制成。钛也并非完全无害。有些钛合金种植体含有铝和镍，且不论这些金属的毒性如何，钛都会在口腔中产生电场。这使得有些人在接受治疗后抱怨用手机的时候不舒服（发热、头痛），而他们在植入之前并没有这种困扰。植入钛合金种植体后出现反应的人群占比很低。不过，有的时候出于技术原因，你的牙医可能不得不使用钛合金种植体。现在还出现了氧化锆种植体，也叫陶瓷种植体。最近，大部分研究都认为这种材料具有很好的生物相容性、免疫相容性和完美的组织整合性。当然，可能还存在更理想的材料，但问题是，有些人无法接受它们，我们也不能在所有临床病例中都用上这类材料。牙科领域不存在死板教条。因此，在确定治疗方案时，你必须和牙医好好沟通。

● 至于活动假牙，有些实验室的方案是使用无金属支架，但从长远考虑，这种支架的适应性和可靠性并没有什么改善，它只能作为过渡支架。最常见的活动假牙支架材料是钴铬金属，使用黄金材料也是可行的，虽然成本很高，但其耐用性和对牙齿健康带来的益处都是最大化的。

牙齿 **老年人或残障人士的牙齿健康**

如今人们可以健康地变老，老年人也能拥有一口好牙，当然这也取决于其一生中是如何护理牙齿的。同样，残障人士也应该从很早的时候就开始进行牙齿治疗。因为他们需要治疗的疾病较多，往往会忽略牙齿的疾病，只有当牙齿疼痛难忍的时候，他们才会意识到牙齿原来已经严重受损了，这非常令人可惜。

老年人和残障人士的牙齿治疗是非常棘手的，无论是对技术有限的牙医，还是对难以承受手术的患者都是如此。因此，我必须再次提醒大家牙齿保健和定期检查牙齿的重要性，我甚至建议，体弱多病者最好每4~6个月就做一次牙齿检查。他们是口腔疾病的高危人群，原因有以下几点。

体弱多病者的咀嚼功能较差，一方面是因为肌肉力量下降；另一方面是因为长期食用泥状食物和软食导致咀嚼无力。研究表明，如果老年人的咀嚼功能良好，就不容易出现认知功能退化。因此，保持咀嚼功能是非常重要的。

随着年龄增长或受某些药物的影响，人体唾液分泌量会减少。因此，口腔的酸度就会增加，从而导致牙齿脱矿，并诱发龋齿。

随着年纪变大，人的敏捷度和运动功能下降，牙线和牙间刷就无法继续使用了，刷牙也会变得很勉强。此外，在这一时期有时还会受到心理和生理上的影响，进而忽视了对身体的照顾。

老年人或残障人士的托管机构及护工在口腔保健方面存在很大的短板：不仅缺乏知识、缺乏培训，最重要的是缺乏改变现状的项目和意愿。为了能达成改善受托人口腔健康状况的意愿，首先要做的就是掌握口腔知识，了解口腔疾病的影响，然后再集合多学科团队，共同设计一个护理项目。

如果这本书能成为一粒小小的种子，让各地的相关措施"发芽"，那么我的使命也就完成了。遗憾的是，就需求和愿望而言，已经存在的措施往往不受人们重视。养老院和残障人士托管机构的工作人员应该接受培训，以有效维持受托人的口腔健康。感到孤立无援的护工也应接受培训。无论是市内还是郊区的跨学科医疗卫生网点都已设有专为养老院提供服务的牙科门诊。牙医也都被动员了起来，尽可能地前往医疗资源匮乏的地区或是行动不便人群的周围。在法国有口腔医疗巴士，在瑞士也有名为"流动牙医（暂译名，Dentomobile）"的口腔移动医疗车。如今，许多软件和平台都可以实现远程问诊。这种远程医疗检测技术大大保障了偏远地区居民的口腔健康。这可以说是一个真正的突破，因为85%养老院里的老人已经超过一年没看过牙医了，42%的偏远地区居民已经超过五年没看过牙医了。

具体而言，这些机构中，护士要接受有关牙科基础知识和用于数据采集的远程医疗设备的培训。远程会诊时，护士用摄像头把患者的牙龈和牙齿整体拍下来。这种特殊的摄像头具有不同的波长和荧光，可以检测牙釉质脱矿、龋齿、牙龈炎和牙菌斑的情况。拍摄结束后，相关数据会通过安全服务器发送给牙医，牙医看完视频后就会做出诊断并提出治疗方案。

这才是改善口腔健康的有效解决方案。通过这种方式，牙医可以提前准备好治疗方案和口腔综合治疗台，以控制疗程，优化治疗质量和效果。不管病情如何，人们都可以选择去牙科诊所就诊，或是在家里接受治疗。

远程医疗是一项突破，应该在养老院老人和活动障碍患者之间普及。这样便可以让这些本就生活不如意的人免受更大的痛苦，最重要的是，拥有一口好牙可以让他们身体更健康，以更好的状态迎接每一天的到来。

假牙的保养

假牙是用树脂做的，渗透性很强，需要每天进行清洗和消毒。为此，每次用餐后都要取下假牙，先用硬毛牙刷和马赛肥皂刷洗假牙，然后清洗牙齿和牙龈黏膜，最后再重新戴上假牙。每天晚上都要将假牙放进消毒液（药店有售）里浸泡，至少保持10分钟。

老年人体重减轻时，牙龈黏膜也会变薄。正因为如此，有些假牙的黏附性在体重减轻或增重后会前后相差很多，如全口义齿。这时就要找牙医进行调整，以便能继续正确咀嚼。

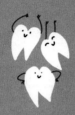
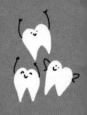

让你拥有32颗健康牙齿
的32个秘密

第 1 个秘密：在怀孕期间进行针灸可以增强肾经的能量，而肾经能调节宝宝和妈妈的牙齿矿化。

第 2 个秘密：在怀孕和哺乳期间减少糖的摄入，以避免宝宝对糖上瘾。

第 3 个秘密：牙齿保健的第一步是，不要在出生前向医生咨询宝宝的性别，这是尊重宝宝"领地"的表现。

第 4 个秘密：宝宝出生后，可以通过颅骨整骨疗法引导其颌骨正确生长，保证口腔功能正常发育。

第 5 个秘密：从宝宝出生后第二周开始采用竖抱式哺乳，以促进其颌骨生长和口腔功能发育。

第 6 个秘密：给宝宝准备一个小"窝"，以增加他／她的安全感，保护其不被嘈杂的声音惊扰。

第 7 个秘密：宝宝 6 个月大的时候，第一颗乳牙就会萌出，这意味着他／她该断奶了。

第 8 个秘密：为了让宝宝养成咀嚼的习惯，一开始可以慢慢给宝宝喂食稠状食物，随着牙齿萌出，再逐渐加入小块状食物。

第 9 个秘密：避免过量摄入糖，不要食用白糖，首选椰糖或有机原蔗糖，例如通常可以在绿色食品商店买到的红砂糖。

第 10 个秘密：宝宝 2 岁时，要让他／她学会尊重"领地"。

第 11 个秘密：早晚给宝宝刷牙时不要使用牙膏，如有必要，尽可能选用儿童专用的不含氟的有机牙膏。

第 12 个秘密：宝宝 2 岁时，最好每 4 个月就带他们到儿童牙科做一次牙齿检查。

第 13 个秘密：如果发现宝宝存在颌骨不平衡的情况，建议从 3～4 岁就开始进行早期功能性正畸，并定期进行整骨治疗。

第 14 个秘密：不要在两餐之间吃零食。

第 15 个秘密：避免饮用加工品牌果汁，就算是天然有机果汁也不行，因为它们酸性过强且血糖指数高，容易引起龋齿；最好饮用含有水果纤维的新鲜果汁。

第 16 个秘密：在孩子 6 岁时，应带他 / 她去给第一磨牙做预防性树脂充填，注意不要选用含有双酚 A 的材料。

第 17 个秘密：孩子 7 岁时，建议每 6 个月就带他们去儿童牙医那里做一次牙齿检查。

第 18 个秘密：让孩子爱上榛子、杏仁等干果。

第 19 个秘密：要把糖果留到特殊场合吃。

第 20 个秘密：孩子 9 岁时，如果需要进行正畸治疗，请一定要同时辅以整骨疗法。

第 21 个秘密：在接受正畸治疗时，每 6 个月应进行一次牙齿检查。

第 22 个秘密：如果你的孩子戴着牙套，请给他 / 她买一个水牙线，让其在三餐后使用，以保证牙齿的全天洁净。

第 23 个秘密：孩子 12 岁时，带他 / 她去给第二磨牙做预防性树脂充填。

第 24 个秘密：汽水和糖果一样，也应该留到聚会和生日的时候喝。

第 25 个秘密：注意青少年的口腔卫生，也是时候让他们学会在每晚刷牙前使用牙线了。

第 26 个秘密：孩子 17 岁时，考试的压力往往伴随着智齿的生长。这时可能也是与其讨论人生目标和学习意义的好时机。

第 27 个秘密：注意饮食质量，要保证摄入充足的维生素、水果和蔬菜，谨防维生素 C 缺乏。

第 28 个秘密：等到 25~30 岁后，要注意预防由 "领地"（求职、失业、搬家、经济压力等） 管理方面的新挑战而引发的龋齿问题。

第 29 个秘密：成年后，要注意保持肠道菌群平衡，给肝脏排毒，以保持牙龈强健；每年做一次牙齿检查，如果你的牙齿和牙龈比较脆弱，则应每 6 个月做一次牙齿检查。

第 30 个秘密：要知道，牙齿疾病可能是无意识发出的问题信息或是身体远端器官发出的信号；了解二者之间的联系可以帮助你真正掌控自身整体健康状况。

第 31 个秘密：如果无论如何都要给牙齿杀神经的话，一定要找专业人员，也就是牙体牙髓医生来进行这一治疗。

第 32 个秘密：在牙齿治疗时，尽量避免使用银汞合金充填物和镍铬合金假牙。

结语 健康无价

我们常常在媒体或者日常生活中听到这样的声音：有些人气愤不已，认为牙齿治疗太昂贵，植牙价格过高，牙医动不动就推荐做牙周治疗，以至于看牙费用高得惊人。之所以有这些无端指责，是因为大众长久以来饱受牙齿健康问题的困扰，而产生了一种集体无意识反应。我理解这种反应，因为多年来法国国民一直都享受着免费医疗，医疗费用靠社保和医疗互助保险可以被报销。所以人们都理所当然地认为医院是免费的，只有富人区的医生才有资格定高价。对此，我的想法是，不要再认为优质的医疗服务应该免费了。

大自然在我们出生时便赐予了我们健康。

我们每个人都应对自己的健康肩负重责。

如果我们不爱护这份珍贵的自然馈赠，不仅会面临生活质量受损，还要承担经济上的后果。社会福利不是无限的，每个人都应更多承担起个人责任。

我们的身体和牙齿会因为我们没有尽到应有的责任而变质、受损、生病。我们吃得不好，运动不足，遗忘了大自然，生活在压力中，任由酒精、糖分、烟草污染自己。前代人的生活智慧已不复存在，取而代之的是受病痛困扰的现代问题。医生在办公桌前或牙医椅上给人看病，患者把治病的责任转移给医生。如果治疗的结果达不到患者的期待，患者就慌张失措！

医生或牙医则被贴上"无能"的标签；有的人甚至会到网上的意见专栏，写上几句尖酸刻薄的文字！

人们的整体健康状况正逐渐恶化，社会不得不开始组织并设立医疗体系来照顾病患。在历史上很可能存在某一个时期，那时候的人有更健康的饮食与生活方式，牙齿更强健。但那时候也有人需要跋山涉水才能找到医生，让他们用某些药膏和祈祷来缓解自己的牙痛（和内心的痛苦）。一随着历史前进，又来到某一时期，彼时的剃须匠将剃须刀换成钳子给人拔牙，还要用上好些烈酒，免得患者嚎叫不已。历史上还有些人年复一年地钻研医术，希望改变这些可怜的无牙者的命运。多亏了这些苦心研究的人，才让今天的我们拥有无菌、温馨的牙科诊所，可以要求麻醉（一直是免费的），来享受高水平的治疗和技术。

不妨去问问牙医，问他们是否认为刚刚学到的最新牙科医疗技术一文不值？问他们为了学这些技术，先是理论学习，然后再付诸实践，到底花了多少时间？这一切都需要倾注时间和金钱！

要是有人以为治疗牙周病完全没必要实施龈下刮除术，简单洗牙就能达到同样的效果（我甚至在一本健康杂志上看到过这种论述），牙医之所以用刮除术只是为了赚钱去买保时捷（虽然牙医一般都没有保时捷……），这样的想法真的非常不负责任。

你在生活中有多少次曾听到这么一条建议：即使没有疼痛，每年也应该至少做一次牙齿检查？只有 20% 的人遵从了这条建议，这一部分人很少患有龋齿，也通常不会抱怨牙齿治疗的费用，因为他们已尽一切努力让自己永远不需要治牙！

多年来，我在科普写作方面倾注心力，不求回报，只为了向网友与读者分享符合自己价值观的内容，这些内容都是免费的，或是花几欧元就能读到。我之所以这样做，是因为每天早起工作时，不管是在自己的牙科诊所里，还是坐在写作的桌子前，我都怀揣着一个梦想并为之奋斗——让人们的口腔保持健康，让他们知道这关乎他们的身体健康和生命活力。

说回牙周病治疗（它因为不在社保范围内而被人诟病），如果真的想治好牙周病，避免拔牙的结局，就必须在前期舍得投入时间和金钱。不妨想象一下，如果治疗牙周病不先对牙龈采用刮除术进行深度清洁，而是直接给牙龈涂上天然药物产品，这就好比往没冲水的马桶里倒消毒剂，或者就像一个人从不洗澡，但每天都喷除臭剂！

对牙龈下、牙根间、种植体周围以及被牙周病侵蚀的口腔的每一个角落进行细致的护理、检查和清洁，其耗时之久堪比马拉松和定向越野。直接拔牙（包括拔除患牙与随后的安装支架或植入种植体）可比保住牙齿更容易，后者的费时费力程度可以说是牙医无私又负责的举动了。

是的，看牙医很贵，非常贵，但等到你意识到健康的可贵，你就会改变想法的。有一天你会知道，在你付给牙医的 1000 欧元中，他们只有 200 欧元的税前利润。或者说，当你花 900 欧元买一个牙冠时，你买的不仅仅是一块陶瓷，牙医还要提供各类服务：做诊断、让牙冠适配牙齿、选择合适的颜色和印模、牙冠制作、确保牙冠的适应性及吻合度并且要与其他牙齿保持平衡状态、使用必要的材料、对治疗环境进行消毒。除此之外，成本中还要算上企业与雇员、服务提供商、供应商的运营成本。在这个中小企业经济的运营过程中，牙医只是一个环节，是收入的主要创造者，但并非主要的得利者。

在法国"全民享受医疗服务"的情况下，假牙价格过高，医疗服务的定价过低，对牙齿保健的漠不关心，相关政策正在损害牙科医疗（乃至整个医疗体系）的质量，使民众的健康受到极大威胁。因为刚刚读完这本书的你想必现在已经知道，80% 的疾病都不同程度地与牙齿疾病有关系。

无论别人怎么蛊惑你，你都要相信并非所有的牙医都是骗子，多亏了他们中大多数人的努力，法国人才不至于都笑得和雅库耶（Jacouille）[1] 一样。

在你明白这一切之后，也许（我希望）你会觉得，鉴于牙科的成本投入和对于个人未来整个身体健康而言，花 3000 欧元看牙医并不贵。

---

[1]　法国电影《时空急转弯》（*Les Visiteurs*）的主人公，光盘封面上的雅库耶有着略显阴险的笑容。——译者注

为了防止意外情况和严重疾病的发生，国家医疗机构拥有最先进的医疗和医院服务，以及充满激情和奉献精神的急诊团队。从个人角度出发，如果你想保持健康，不要等着国家来救你。摆正认识，照顾好自己，重新承担自己应负的责任。

运用你刚刚在书中学到的一切，你就可以和牙医进行有建设性的深度交流，这种交流旨在保障你的牙齿健康和身体健康。你可以先让牙医给你做一个全面检查，包括给牙齿拍全景图。做完检查后，牙医会花至少一个小时检查你的牙齿和牙龈的情况，评估你以往接受的治疗，考虑是否需要重新治疗——因为时间久了有些材料会损坏。牙医还要考量你口腔的总体平衡以及牙齿病变对全身的影响。然后，他们会根据你的需求和健康目标提出一套合理的治疗方案。

只有这样，你的牙医才能尽其所能，发挥他/她作为口腔建筑师的才能。如果你只有等到不舒服的时候才急匆匆去看牙医，他们就只能像消防员一样专注于消除你的痛苦，可能就没有办法花时间切实地改善你的牙齿健康了。

牙齿是无可替代的，要像珍惜眼睛一样珍惜它，即使你认为现在做任何努力都为时已晚，也要知道还有机会让牙齿健康得以改善。此外，你在这本书里学到的东西说不定也能帮到你身边的亲朋好友。和他们分享这些知识吧，让我们的子孙后代带着32颗健康的牙齿度过这美好一生。

最后，祝大家生活愉快，牙齿健康！

参考文献 [1]

- Bédat D, *Les Nouvelles Sciences de la santé. Les avancées scientifiques qui vont tout changer*, Guy Trédaniel éd, 2016.

- Dieuzaide G, *Et si ça venait des dents? L'origine bucco-dentaire des maladies*, Dangles éd, 2018.

- Hartmann F, *Mal de dos, fatigue, migraine… si vous serrez les dents !*, éd Kawa, 2014.

- Janssen T, *La maladie a-t-elle un sens? Enquête au-delà des croyances*, Fayard, 2008.

- Montaud M, *Nos dents, une porte vers la santé. De l'équilibre buccal à l'équilibre global*, éd. Le Souffle d'Or, 2019.

- Vallier G, *Traité de posturologie clinique et thérapeutique*, Posturopole, 2012.

- Vereeck E, *Orthondontie, halte au massacre: ce que vous devez savoir avant, pendant, après un traitement… qu'on ne vous dira jamais*, éd Luigi Castelli, 2005.

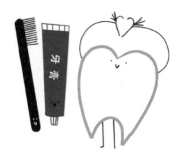

---

1 参考文献遵从原版图书著录格式。——编者注